Frank Arjava Petter

EINS MIT REIKI

Liebe, Hingabe und Präsenz

WINDPFERD

Wichtiger Hinweis

Die in diesem Buch beschriebenen japanischen Konzepte sollen nicht dazu dienen, deine Lebensphilosophie zu verändern oder zu ersetzen. Sie sind nicht als Wahrheit dargestellt, sondern sollen dir dabei helfen, das System, das der Begründer Usui Sensei geschaffen hat, in seiner ganzen spirituellen, kulturellen und soziologischen Bandbreite zu verstehen. In diesem Licht gesehen macht alles, was im Reiki praktiziert wird, Sinn – und es erscheint ein ganzheitliches Spiegelbild dessen, der es mit ganzem Herzen praktiziert.

1. Auflage 2015

Umschlaggestaltung: Andrea Barth | Guter Punkt – Agentur für Gestaltung,
Covermotiv: © iStock
Lektorat: Silke Kleemann
Layout: Marx Grafik & ArtWork
Gesetzt aus der Adobe Text
Druck: PHOENIX PRINT GmbH

FSC www.fsc.org MIX Papier aus verantwortungsvollen Quellen FSC® C043954

Printed in Germany
ISBN 978-3-86410-111-3
www.windpferd.de

Inhalt

Danksagung

Danke dir, dass du dieses Buch in den Händen hältst. Danke meinen Schülern und Kollegen und Lehrern, insbesondere Chiyoko Yamaguchi, die meine Reiki-Fragen und Zweifel wie Wolken vom Himmel blies. Danke an Osho, dass du mich immer wieder erinnerst. Danke meiner Familie, die mich im Verlauf dieses Projektes immer mit guter Laune und Lebensfreude versorgt hat. Bhakti, Christina und Alexis, ihr seid meine besten Lehrer. Danke Silke Kleemann für deine Freundschaft und professionelle Unterstützung. Ohne dich gäbe es dieses Buch nicht. Danke Monika Jünemann, meiner Verlegerin, dass du mir wieder einmal die Möglichkeit gibst, mit meinen Lesern in Dialog zu treten. Danke dem Windpferd-Team für eure Unterstützung. Es ist immer wieder eine Freude.

Danke
diesem Augenblick:
Du bist alles, was ich habe.

WIDMUNG

Dieses Buch ist für dich,
du weißt schon ...

VORWORT

Das Leben ist ein Kreis. Von der Geburt bis zum Tod geht der Weg über unsere Lebenserfahrungen, die mal freundlich, mal schrecklich oder auch langweilig erscheinen können – vom Anfang bis zum Ende. Danach hält das Karussell kurz an, so dass man genug Zeit hat, um ab- und wieder aufzusteigen, und dann dreht es sich wieder für die nächste Runde.

Schaust du von ganz weit oben, von einer Metaposition im Weltall, auf die Erde herunter, siehst du einen winzigen Stern, auf dem sich das Leben der auf sich selbst fixierten Erdenbürger abspielt. Jeder Mitspieler denkt vielleicht, er sei ein vom Ganzen abgespaltenes Individuum und verhält sich dementsprechend. Aber von oben sieht es eher so aus, als sei die Erde ein Ganzes, und alles, was sich darauf begibt, erscheint als ein Wachstumsprozess eines einzigen, von hier oben gesehen gar nicht so großen Körpers. Jeder Mensch, jeder Baum, jeder Felsen und jede Autobahn sind ein winziger Bestandteil dieses Himmelskörpers. Du bist eins mit der Erde, mit der Welt, der Fauna und Flora und allen ihren menschlichen Kulturen, und mit dem, was die Welt zum Schwingen bringt: Du bist Eins mit Reiki. Um diese Einheit zu verstehen, brachte Usui Sensei seine Heilmethode in die Welt, und das soll auch das Ziel dieses Buches sein.

Als Extra und zur Unterstützung auf dem Weg kannst du dir einige von mir angeleitete Meditationen auf deinen Computer oder dein Mobiltelefon herunterladen – eine Einladung für dich, jederzeit und überall in den Genuss des gegenwärtigen Moments einzutauchen. Dort findest du auch die Reiki-Lebensregeln, die Gokai, in japanischer Aussprache. Einfach QR-Code hinten im Buch scannen und mehr erfahren!

Es gibt viele Gründe, ein Buch zu schreiben. Der offensichtlichste ist, dass der Autor selbst nach Klarheit sucht und hofft, dass diese sich beim Schreiben auf ihn herabsenkt. Und dieses Glück, diese einfache Klarheit gefunden zu haben, möchte ich nun mit dir, lieber Leser, teilen.

1

Alles ist eins – wozu dann ein spiritueller Weg?

Im Grunde gibt es nichts mehr zu tun. Wenn du dich in diesem Augenblick mit dir selbst und mit dem, was um dich herum geschieht, im Einklang befindest, bist du dort angekommen, wo du genau richtig bist: in diesem Augenblick.

Die Einsicht, dass alles genau so richtig ist, wie es ist, ist so einfach und unmittelbar erfahrbar, dass es den meisten von uns schwer fällt, dem Offensichtlichen ins Antlitz zu schauen. Diese frustrierende Tatsache spiegelt das menschliche Dilemma in unmissverständlicher Klarheit wider. Denn wer diese Erfahrung nicht am eigenen Leibe gemacht hat, kann das Einfache nicht verstehen. Er sträubt sich mit all seinen Verstrickungen gegen die Freiheit. Der Käfig ist offen, aber wir haben uns zu sehr an die Sicherheit der Gitterstäbe gewöhnt.

Im Japanischen wird ein solcher Moment der Einsicht in das eigene innere Wesen Satori genannt. Vor dem Satori ist man noch gar kein Mensch. Erst ab dann kann es richtig losgehen.

Wir haben uns von zuhause entfernt, sind auf eine weite Reise gegangen und wollen nun dorthin zurückkehren, wo wir hingehören. Diese Rückkehr ist die spirituelle Reise, der Weg von dir ... zu dir!

Ob du auf diesem Weg nun Yoga, Kampfsport, Meditation oder Reiki ausübst, ist ziemlich egal. Die Äbtissin des Kurama-Tempels sagte mir vor ein paar Jahren: „Gib nicht auf: Bevor du nicht erleuchtet bist, wirst du nie glücklich sein! Mache nicht zu viel gleichzeitig und konzentriere dich auf eine Sache. Stell dir vor, du suchst im Fernsehen nach einem Programm. Mit Hilfe deiner Fernbedienung gehst du durch die empfangbaren Kanäle, und sobald du eine Sendung gefunden hast, die dir gefällt, bleibst du dabei und legst die Fernbedienung weg.“ – „Woher“, fragte ich sie, „weiß man denn, ob man den richtigen Weg gefunden hat?“ – „Es fühlt sich gut an“, sagte sie mit einem erfrischenden Lachen. Das ist also die erste Frage ...

感
謝

Kansha – *Dankbarkeit*

2

Eins, das vieles fasst – eine Annäherung an Reiki

Reiki ist eine japanische Heilmethode für Körper und Geist. Es wird bei der unterstützenden Behandlung von physischen Krankheiten, sowie bei der Arbeit an psycho-emotionalen Projekten als auch bei der gesundheitlichen Vorsorge auf allen Ebenen angewandt. Die Kultivierung des menschlichen Charakters steht in der Reiki-Disziplin an oberster Stelle. In den Worten des Reiki-Begründers Mikao Usui, in Japan Usui Sensei – ehrwürdiger Lehrer – genannt, ist Reiki „Die geheimnisvolle Kunst, das Glück einzuladen, und die spirituelle Medizin für alle Krankheiten“.

Reiki ist die Energie, die das Leben belebt, die körpereigenen Heilkräfte anregt und den Geist des Behandlers sowie des Klienten auf ganzheitliche Art und Weise heilt. Ist das einmal vollzogen, füllt sich der Geist mit Liebe, Lebensfreude und Mitgefühl und wird so zum Segen für seine Umwelt – und für sich selbst.

Reiki ist aus der Erleuchtungserfahrung seines Begründers, Mikao Usui, entstanden. Genau wie ein Gedicht oder ein Liebeslied das Gefühl oder die Poesie des Augenblicks einfangen und dann vom Leser oder Zuhörer selbst erfahren werden sollen, findest du diese Stille, Erleuchtung und Transzendenz in jedem Reiki-Augenblick wieder.

Nach seiner Erfahrung auf dem Kurama-Berg im März 1922 ging Usui Sensei nach Hause und experimentierte mit Möglichkeiten, wie er das, was er erfahren hatte, an seine Schüler weitergeben konnte, ohne dass sie die von ihm selbst durchlebten Erfahrungen passieren mussten. Das Resultat, durch praktisches Ausprobieren erfahren, wurde zu dem, was wir als Reiki kennen.

Eine spirituelle Erfahrung bedeutet nicht, dass man auf einmal „alles weiß". Es ist in erster Linie eine Erfahrung der Stille und Leerheit. Nach mehreren Jahren des Experimentierens bildete sich das System heraus, in dem er lehrte.

Wie vermittle ich jemandem die Tatsache, dass er mit den kosmischen Kräften verbunden und ein Teil des allumfassenden Ganzen ist, kurz: schon das ist, wonach er sich sehnt? Versucht man das in Worten auszudrücken, erntet man bestenfalls ein bejahendes Kopfnicken. „Das weiß ich doch selbst", denkt der Zuhörer, „aber wenn das so einfach wäre ..."

Und hier beginnt das Dilemma des Menschwerdens. Ich weiß, dass ich nichts erreichen muss, um ich selbst zu sein, aber irgendetwas hindert mich an dem denkbar Einfachen.

Die Reiki-Lehre entwickelte sich aus diesem wissenden Unwissen, und das soll Thema dieses Buchs sein. Gemeinsam wollen wir erkunden, woraus die Hürden beschaffen sind, die wir uns selbst in täglicher Kleinarbeit in den Weg stellen.

Zunächst einmal wollen wir uns aber dem, was Reiki ist, auf verschiedenen Verständnisebenen annähern. Beginnen wir mit der Sprache.

Der Begriff Reiki

Der Begriff Reiki kommt ursprünglich aus dem Chinesischen, wo er Lingqi ausgesprochen wird, und wurde im fünften Jahrhundert im Zuge der Einführung der chinesischen Schriftzeichen in die japanische Sprache aufgenommen. Das geschah etwa zeitgleich mit der

Einführung des Buddhismus in Japan, daher sind Sprache/Schrift und Religion/Philosophie untrennbar miteinander verknüpft. Die erste chinesische Quelle, in der das Wort in dieser Schriftzeichen-Kombination auftaucht, ist das Guanzi, eine im Jahre 26 vor unserer Zeitrechnung von Liu Xiang erstellte Sammlung philosophischer Texte.

Der Begriff Reiki besteht aus zwei Schriftzeichen, so genannten Kanji (japanische Bezeichnung für chinesische Schriftzeichen). Diese Schriftzeichen sind aus ursprünglichen Ideogrammen entstanden, die Dinge, Naturzustände und später auch philosophische Konzepte in Bildform beschrieben. Die anfänglichen Kanji waren einfache Zeichen, die aus wenigen Strichen zusammengesetzt waren. Philosophische Konzepte wurden durch das Zusammenführen mehrerer einfacher Kanji beschrieben. Das Resultat sind komplexe Zeichen mit einer großen Anzahl von Strichen, die nicht jeder Japaner beherrscht. Oftmals werden die Zeichen beim Zusammenführen vereinfacht, weil sie sonst niemand mehr erinnern, geschweige denn lesen oder sogar schreiben könnte. Über die Jahrhunderte sind immer wieder – zuletzt 1946 – Schriftreformen durchgeführt worden, um die komplexen Kanji zu vereinfachen und den Japanern ihre komplizierte Schriftsprache leichter zu machen. Damit du dir eine Vorstellung machen kannst: In der Grundschule lernen die japanischen Kinder rund 1000 Kanji, in der Oberschule kommen weitere 1100 hinzu und für das Lesen literarischer Werke braucht man eher das zumindest passive Verständnis von etwa 5000 Kanji.

Rei

Eines der komplexen Kanji ist das Zeichen für Rei. Es bedeutet entweder Seele oder Geist, kann aber auch je nach Kontext als Gespenst, okkult, Laune oder Atmosphäre übersetzt werden. Um die Sache noch interessanter zu gestalten, ändern sich mit der Zeit wie in jeder anderen Sprache auch die Assoziationen, die die Japaner zu bestimmten Worten haben. Das Wort Rei wurde zu Usui Senseis

Zeiten mit „Seele“ oder „Geist“ assoziiert. Die Seele war damals etwas, das viele Menschen interessierte. Heutzutage ist das Wort Seele in Japan etwas abgedroschen, und stattdessen verbindet man mit dem Wort Rei meistens „Gespenst“ und das kann auf Uneingeweihte erstmal abschreckend wirken.

Das Kanji, das zu Usui Senseis Zeiten benutzt wurde und das wir vorzugsweise auch heute benutzen wollen, um unseren Weg zu beschreiben, ist aus drei einfachen Komponenten gewachsen, die die Bedeutung des Wortes Seele schön widerspiegeln.

Die erste Komponente bedeutet „Regen“ (jap. Ame). Im Shintoismus geht man davon aus, dass die Götter im Himmel wohnen und nur für eine Zeit auf die Erde kommen und sich besonders schöne Naturplätze zur Wohnung nehmen. Ein auffällig groß und schön gewachsener Baum, ein Felsen im Meer, eine Quelle oder ein Wasserfall sind für einen Shinto-Gläubigen immer ein Wohnort der Götter. Der Himmel ist für den Menschen nicht erreichbar, und daher wird alles, was sich im Himmel abspielt, mit dem Göttlichen in Verbindung gebracht. Wolken werden als Boten der Götter betrachtet und der sich darin befindliche Regen als Segen von oben. Ursprünglich wurden auch Vögel als Götterboten gesehen und daher von den Urshintoisten nicht verzehrt. Man fand die Fußspuren der Vögel am Strand und hielt sie für Botschaften der Götter. Angeblich entwickelten sich die Kanji aus diesen „Krähenfüßen“. Der Regen beschreibt demnach den göttlichen Segen, der auf die Erde fällt.

Dort wird er unter anderem vom Menschen durch den Mund aufgenommen. Die zweite Komponente des Kanji für Rei ist deshalb aus drei Mündern zusammengesetzt. Dieser Bildteil ist eine Verein-

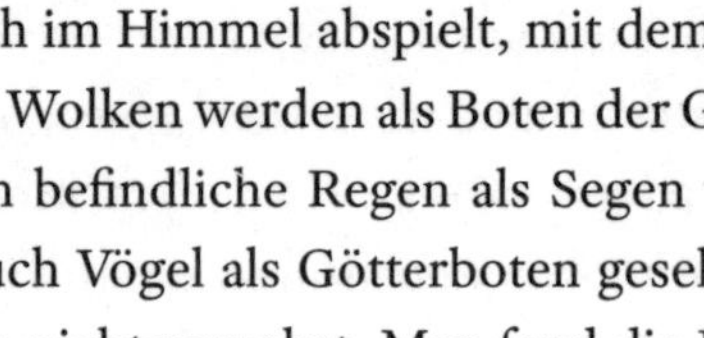

Das Kanji Rei und seine Bestandteile

fachung der Schreibung für das Wort Utsuwa, was „Behälter" und auch „menschlicher Körper" bedeutet.

Der menschliche Körper wird also als der Behälter für den göttlichen Segen, den er durch den Mund aufnimmt, gesehen.

Für das Ganze gibt es allerdings eine bestimmte Voraussetzung, die erfüllt werden muss, bevor der Mensch seine Bestimmung verwirklichen kann. Diese wird in der dritten Komponente beschrieben. Es ist wiederum eine vereinfachte Schreibung und bedeutet Miko, was „weibliche Schamanin" oder „weibliches Geistmedium" heißt. Im Urshintoismus ist eine Miko ein junges Mädchen, das im Dorf vor seiner ersten Periode aufgrund seiner übersinnlichen Fähigkeiten gefunden wurde. Ein solches Mädchen wurde dann in den dörflichen Shinto-Schrein gebracht und dort als Orakel ausgebildet. Eine Miko ist in der Lage, die Sprache der Götter zu verstehen und die Wünsche der Götter für diejenigen von uns zu übersetzen, die das nicht können. Im Reiki ist dies unser Anliegen. Wir sollen lernen, nicht immer nur auf das kleine Ich zu hören, sondern von unserem Ego Abstand zu nehmen und uns von einem Größeren, vom Himmel leiten zu lassen. Hat man das gelernt, wird der Körper zum Behälter des göttlichen Segens, der dann an unsere Mitmenschen weitergegeben wird. Das ist Reiki.

Das Shinto-Konzept der Seele, Rei oder auch Tamashi genannt, wird im Kapitel über Shintoismus und Buddhismus auf Seite 46 noch genauer erklärt.

Ki

Das Wort Ki bedeutet ausschließlich Energie und wird auch heutzutage im täglichen Leben ständig gebraucht. Genki heißt beispielsweise „gesund, glücklich, zufrieden", byoki heißt „krank". Tenki, wörtlich „das Ki des Himmels", ist der gängige Begriff für „Wetter".

Das Kanji für Ki ist aus zwei Schriftzeichen zusammengesetzt. Das erste, Yuge oder Kigamae, bedeutet „Dampf" oder „Äther" und steht oft in Verbindung mit anderen Kanji als etwas, das etwas anderes, Feinstofflicheres transportiert. Das zweite Kanji, Kome, steht für „Reis“. Da Reis das Grundnahrungsmittel in Japan ist, steht er sinnbildlich für Energie.

Dieses Zeichen für Energie bietet genug Stoff, ganze Bücher darüber zu schreiben, und Sprachenforscher haben unterschiedliche Ansätze. Die einen meinen, dass das Kanji für Reis ursprünglich das Bild einer Reisähre sei. Andere behaupten, dass die vom inneren Kreuz abstrahlenden Striche den Dampf des kochenden Reises versinnbildlichen. Wiederum andere erklären das Zeichen folgendermaßen: In Japan werden selbstverständlich keine römischen Zahlen benutzt, man arbeitet stattdessen mit einfachen Kanji. Eins ist ein Querstrich, zwei sind zwei Querstriche und so weiter. Das Zeichen für Reis trägt alle Komponenten der Zahl 88 in sich, und das ist die Anzahl der Tage, den Reis zum Reifen braucht – von der Saat bis in die Schüssel. Die Zahl 88 hat zusätzlich noch eine andere Bedeutung. Die 8 ist die japanische Glückszahl schlechthin, und 88 ist das Nonplusultra ... Also immer schön viel Reis essen!

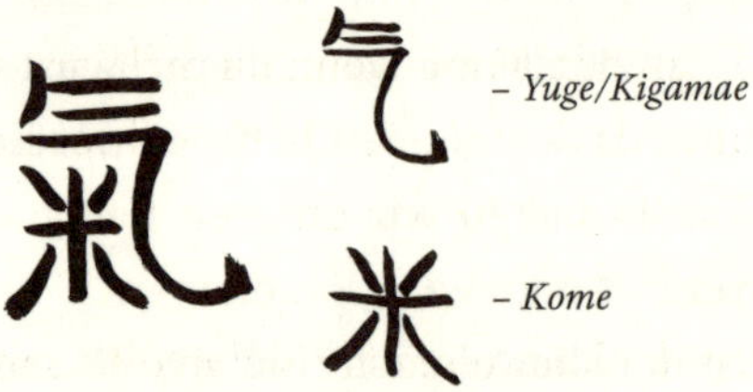

Das Kanji Ki und seine Bestandteile

Reiki

Wörtlich bedeutet der Begriff Reiki also „Seelenenergie“ oder „Energie des Geistes“. Da das Wort Reiki schon etwa 1400 Jahre lang in der japanischen Sprache und Kultur angewandt wurde, bevor es als Heilmethode Bekanntheit fand, nannte Usui Sensei seine Methode „Shin Shin Kaizen Usui Reiki Ryoho“. Das erste Shin bedeutet

„Herz/Geist", das zweite „Körper". Kaizen bedeutet „Verbesserung" und Ryoho bedeutet „Heilmethode". Eben weil der Begriff Reiki schon bekannt war, fügte Usui Sensei der Bezeichnung seinen eigenen Namen hinzu: „Das Reiki von Usui" oder „Das Reiki, wie es von Usui gelehrt/verstanden wird". Die korrekte Benennung der Urheberschaft hat wie die der eigenen Traditionslinie in Japan von jeher einen hohen Stellenwert.

Zusammen: die Reiki-Heilmethode nach Usui zur Förderung des Wohlbefindens von Körper und Geist.

Weil diese Bezeichnung so lang ist, wurde sie mit der Zeit immer mehr verkürzt, bis bei uns im Westen nur noch das einzelne Wort Reiki übrig geblieben ist. In Japan benutzt man hauptsächlich den Begriff „Usui Reiki Ryoho".

Nun zum praktischen Aspekt, der Anwendung von Reiki, wie sie heute allgemein bekannt ist.

Reiki – Praktische Anwendung

Warum fasst du dir an den Kopf, wenn du dich gestoßen hast? Warum küsst eine Mutter das schmerzende Knie ihres Kindes und streichelt es sacht? Warum halten wir unseren Bauch oder den Kopf, wenn sie schmerzen?

Die Antwort ist denkbar einfach: Liebevolle, sanfte körperliche Berührung bringt die inneren Heilkräfte des Menschen/Lebewesens in Gang. Weil die dem Menschen angeborenen Fähigkeit, sich selbst zu heilen, zwar vergessen, aber nicht verloren gegangen ist, gibt es in allen Kulturen Heilmethoden, die dieses Ursprüngliche wieder in das Bewusstsein zurückbringen. Eine davon, weder die einzige noch die einzig gute, ist Reiki. Egal welchem Weg du folgst, er führt dich früher oder später zum Ziel: es gibt keine Eile.

Auf der physischen Ebene entgiftet Reiki den Körper. Es ist also nicht Reiki, das heilt, sondern der größte Heiler auf unserer Welt: der menschliche Körper. Das funktioniert so: Jeder menschliche und tierische Körper nimmt von der Umgebung Schadstoffe auf, die er nicht verstoffwechseln kann. Sie werden an strategischen Körperstellen zwischengelagert, um anschließend abtransportiert zu werden. Diese Körperstellen sind diejenigen, an denen „viel Verkehr“ herrscht, also die Körperpartien, die sich viel bewegen oder viel bewegt werden. Wenn dem Körper aus irgendeinem Grund nicht genug Energie zur Entgiftung zur Verfügung steht, sammeln sich die Schadstoffe an und führen früher oder später zu Krankheiten. Sobald in einer Reiki-Behandlung Energie zugeführt wird, bedient sich der Körper dankend und nutzt sie alsbald zur Entgiftung.

Aber Reiki ist nicht nur eine körperliche Heilmethode, sondern auch ein spiritueller Weg, dessen Wirkung auf den Geist noch im Detail beschrieben werden soll.

Reiki – Entstehung und Absicht

Diese Therapieform/Energiearbeit ist Usui Sensei, ohne dass er danach gesucht hätte, zugefallen, während er auf dem Kurama-Berg nördlich von Kyoto fastete. So beschreibt er es in dem einzigen uns überlieferten Interview (abgedruckt in *Das ist Reiki,* S. 64 ff.). Er sagt dort auch, er habe keine spezielle Forschung betrieben, um übernormale Heilkräfte zu erlangen.

Reiki ist also in dieser Form in keiner anderen Kultur/Religion/Zeit benutzt worden oder verloren gegangen. Es ist von Usui Sensei empfangen und entwickelt worden, aber das war nur möglich, weil Reiki unsere angeborene Fähigkeit voraussetzt. Wir sind mit dem großen Ganzen verbunden und müssen uns nur an diese Anbindung erinnern. Von dieser Sicht aus gehört Reiki der Menschheit, jedem Menschen – dir!

Jeder Mensch kann Reiki lernen, egal welcher Nationalität, Herkunft oder Gesellschaftsschicht er angehört. Medizinische Kenntnisse sind nicht unbedingt erforderlich, aber hilfreich. Man muss weder die Reiki-Geschichte noch irgendetwas anderes wissen, um

Reiki praktizieren zu können. Am besten wäre es, wenn man gar nichts weiß, wenn der Geist unvoreingenommen und offen ist. Es ist buchstäblich kinderleicht, und kann deshalb auch schon von Kindern ausgeübt werden, sobald sie in der Lage sind, sich selbst oder anderen bewusst die Hände aufzulegen. Wenn man nach seinen ersten eigenen Erfahrungen und einer Reihe von Reiki-Behandlungen das Gefühl hat, dass man gerne selbst Reiki lernen würde, gibt es daher keinerlei Voraussetzungen. Falls man später tiefer in die Materie einsteigen möchte, helfen ein offenes Herz und ein klarer Geist. Ist die Reiki-Leidenschaft einmal geweckt, ist es eine Freude, sich einschlägig über Reiki-Geschichte und Praxis zu informieren. Eine entsprechende Literaturliste findest du im Anhang.

Religion spielt im Reiki keinerlei Rolle und daher wird es auf der ganzen Welt von Menschen verschiedener Herkunft und Religionszugehörigkeiten ausgeübt. Auf dem Gedenkstein, der neben Usui Senseis Grab in Tokio zu seinen Ehren aufgestellt ist, steht, dass Reiki die Welt und ihre Bewohner heilen wird.

Reiki passt sich spielerisch allen Religionen, Kulturen, Gesellschaften und Lebensphilosphien an. In einem Handbuch, das Koyama Sensei, eine der Nachfolgerinnen von Usui Sensei als Präsidentin der Usui-Gesellschaft, zum fünfzigsten Bestehen der Usui Reiki Ryoho Gakkai herausgab, schreibt sie, dass es ihrer Ansicht nach Usui Senseis bedeutendste Leistung sei, keine Religion oder Sekte aus Reiki gemacht zu haben, obwohl es sich aus rechtlichen Gründen angeboten hätte.

Die medizinischen Gesetzmäßigkeiten in Japan waren schon seit Usui Senseis Zeiten so beschaffen, dass Heilung nur von approbierten Ärzten in der Öffentlichkeit betrieben werden darf. Zwischen dem späten neunzehnten Jahrhundert und Anfang des zwanzigsten Jahrhunderts erfuhr die japanische Gesellschaft eine spirituelle Renaissance. Im Verlauf dieser Neuausrichtung wurden zahllose spirituelle Gruppen gegründet, von denen eine große Anzahl Geistheilung betrieb. Da das aber in der Öffentlichkeit verboten war, landeten die meisten der bekannten Anführer dieser Gruppen wegen Verstoß gegen das Gesundheitsrecht im Gefängnis.

Um diesem Schicksal zu entgehen, gab es zwei Möglichkeiten. Entweder gründete man eine eigenständige Religion und hoffte auf staatliche Bestätigung, oder man etablierte einen Verein. Usui Sensei zog die zweite Variante vor und gab dazu eine klare öffentliche Erklärung ab, die ich gleich wiedergeben möchte. Diese Erklärung war ein Teil seiner Seminarunterlagen, Kokai Denju genannt. Die Originale sind im Jikiden Reiki-Institut Kyoto einsehbar, und der komplette Text ist in meinem Buch *Das ist Reiki* abgedruckt. In den Klammern stehen meine Kommentare.

Warum ich die Methode (Reiki) öffentlich lehre
– Erklärung des Begründers Usui Mikao –

„Von alters her geschieht es oft, dass jemand, der ein originelles, geheimes Gesetz gefunden hat, es entweder für sich selbst behält oder es nur mit seinen Nachfahren teilt. Dieses Geheimnis wird dann als Lebenssicherheit für seine Nachfahren genutzt. Das Geheimnis wird nicht an Außenstehende weitergegeben. Dies aber ist eine altmodische Gewohnheit aus dem letzten Jahrhundert (das spirituelle Erbe der meisten zeitgenössischen spirituellen Lehrer wurde damals von ihren Nachfahren weitergeführt. In vielen Fällen war allerdings der Begründer nicht in der Lage gewesen, seine Erkenntnis auch an seine Nachfolger weiterzugeben).

In Zeiten wie diesen basiert das Glück der Menschheit auf der Zusammenarbeit zwischen den Menschen und dem Wunsch nach gesellschaftlichem Fortschritt. Deshalb werde ich es niemals irgendjemandem erlauben, es (Reiki) persönlich zu besitzen! Unsere Reiki Ryoho ist etwas absolut Originelles und nicht mit irgendeinem anderen (spirituellen) Weg der Welt zu vergleichen (also ist Reiki nicht wiederentdeckt worden und nicht aus irgendwelchen anderen Quellen entsprungen).

Deshalb möchte ich diese Methode für die Öffentlichkeit (frei) verfügbar dem Wohl der Menschheit dargeben. Ein jeder hat das Potential, vom Göttlichen beschenkt zu werden, was im Einswerden von Körper und Seele resultiert. Große Menschenmengen werden so (mit Reiki) den Segen des Göttlichen erfahren. Zuallererst ist unsere Reiki Ryoho eine originelle Therapie, die auf der spirituellen Kraft des Universums (Reiki) aufgebaut ist. Durch sie wird das menschliche Wesen zuerst gesund gemacht, dann werden Geistesfrieden und Lebensfreude gesteigert. Heutzutage brauchen wir Verbesserungen und Umstrukturierungen in unserem Leben, damit wir unsere Mitmenschen von Krankheit sowie intellektuellen und emotionalen Leiden erlösen können. Dies ist der Grund dafür, dass ich es wage, diese Methode in der Öffentlichkeit frei zu unterrichten."

Reiki ist das Geschenk Usui Senseis an uns alle, und es gibt keinen Augenblick, in dem dieses Geschenk nicht überall auf der Welt mit Liebe und Dankbarkeit angenommen wird.

Reiki – Entwicklung

Auf welche Art Usui Sensei Reiki entwickelt hat, ist bisher noch unbekannt, da zu diesem Thema bis zum heutigen Tag nichts Schriftliches von ihm selbst und auch keine Erlebnisberichte seiner Schüler auffindbar sind. Die einzigen Quellen, auf die wir uns stützen können, sind sein Gedenkmal in Tokio sowie seine Unterrichtsmaterialien (beide veröffentlicht in *Das ist Reiki,* Seite 57 ff. und 64 ff.). Es handelt sich unterhalb lediglich um meine persönlichen, auf Sachkenntnis gestützten Vermutungen.

Usui Sensei hatte nur wenig Zeit, Reiki zu entwickeln, fast genau vier Jahre. In dieser Zeit weihte er mehr als 2000 Menschen ein. Auf seinem Gedenkstein in Tokio steht, dass er nach seiner Erfahrung auf dem Kurama-Berg nach Hause gegangen sei und seine neue Fähigkeit dort ausprobierte. Nachdem er mit seiner Familie gute Erfahrungen gemacht hatte, begann er mit Freunden und Bekannten zu arbeiten, bevor er an die Öffentlichkeit ging.

Der Begriff, den er für seine Methode wählte, Reiki, war für seine Zeitgenossen unmissverständlich: Der Mensch hat die natürliche Fähigkeit, die guten kosmischen Kräfte aufzunehmen und sie an andere weiterzugeben. Während der Arbeit mit seinen Klienten entdeckte er den Byosen – die Art und Weise, wie der Körper auf das hereinströmende Reiki reagiert und so den Heilungsprozess in Bewegung bringt (mehr darüber im Kapitel 8 Behandlungspraxis).

Shoden – erste Lerneinheit

Im Folgenden wird er seine Lehre Schritt für Schritt entwickelt haben. Anfangs hat er ausschließlich andere behandelt. Weil das so gute Wirkungen zeigte, wollte er wie schon zuvor beschrieben laut Kokai Denju mit der alten Tradition brechen und das Geheimnis, das ihm zugefallen war, nicht für sich selbst und seine Familie behalten. Er begann seine Schüler Reiki zu lehren. Bald fand er eine Möglichkeit – Reiju –, anderen Menschen das, was er selbst gelernt hatte, beizubringen, ohne dass sie durch den Lebens- und Leidensweg gehen mussten, den er selbst durchschritten hatte. Wie er zum Reiju-Ritual gekommen ist, wissen wir nicht. Ob es Eingebung oder eine intelligente Mischung aus vorherigem Wissen war, die ihm bei der Entwicklung dieses Rituals halfen, ist nicht bekannt. Er wird verschiedene Varianten ausprobiert haben. Aufgrund seiner reichen, fast 57-jährigen Lebenserfahrung konnte er auf detailliertes Wissen seiner eigenen Kultur und Spiritualität zurückgreifen.

Laut Überlieferung der Usui Reiki Ryoho Gakkai (Usui-Reiki-Gesellschaft) sowie des Hayashi Reiki Kenkyukai (Hayashi-Reiki-

Institut) merkte er bald, dass seine Klienten und Schüler, nachdem sie geheilt waren, wieder mit den gleichen oder ähnlichen Beschwerden zu ihm kamen. Im Frage-und-Antwort-Teil seiner Reiki-Unterlagen (siehe *Das ist Reiki*, Seite 64 ff.) sagt er zu diesem Thema: „Als Erstes muss man den Geist heilen." Um das zu bewerkstelligen, gab er seinen Klienten und Schülern die Gokai, die fünf Lebensregeln (mehr dazu im Kapitel 7 Behandlungsphilosophie). So konnten seine Schüler die in jede Reiki-Behandlung eingebaute Stille und das Erleben des Einsseins mit dem Kosmos ohne störende Blockaden und Verhaltensmuster erfahren.

Nur Reiju zu bekommen und Behandlungen zu geben, war ihm scheinbar nicht genug. Er gab seinen Schülern die sogenannten Hatsurei Ho-Übungen (Wahrnehmungsübungen), die Kenyoku-Technik (Trockenbaden) sowie die Joshin Kokyu Ho-Atemübung (um den Geist zu reinigen) mit auf den Weg, die sie im täglichen Leben zusätzlich zu ihrer Praxis ausüben sollten. Zahlreiche weitere Techniken, die er teilweise selbst entwickelt oder aus dem Buddhismus und Shintoismus entlehnt und verändert zusammengestellt hatte, ergaben das farbenfrohe Reiki-Mosaik, das wir heute kennen. In *Das ist Reiki* habe ich diese Techniken bereits ausführlich beschrieben.

Für die Strukturierung der Reiki-Grade orientierte sich Usui Sensei an den japanischen Kampfkünsten. Vor dem Shoden-Grad, also vor der eigentlichen Einweihung in Reiki, gab es zu Usui Senseis und Hayashi Senseis Zeiten noch die Einstufung in Roku-to, Go-to und Yon-to, die aber heutzutage nicht mehr benutzt wird. Roku-to nannte sich der Zeitpunkt, an dem man ein Mitglied der Usui Reiki Ryoho Gakkai oder des Hayashi Reiki Kenkyukai wurde. Go-to, nachdem man die erste Vorlesung über Reiki besucht hatte, und Yon-to war der erste Teil des Shoden.

Okuden – weiterführende Lerneinheit

Diejenigen, die bereits ausführliche Erfahrungen mit dem Shoden-Grad gesammelt hatten und den Okuden-Grad bei ihm absolvierten, lehrte Usui Sensei die Sei Heki Chiryo, mit der sie sich selbst und andere von unangebrachten Gewohnheiten befreien konnten (mehr dazu auf Seite 105). Die Reiki-Symbole entlehnte er aus dem Shintoismus und aus dem Buddhismus, und ein Jumon (eine Art Zauberformel, siehe Seite 48) entwarf er selbst. So wurden alle seine Landsleute, ob Shintoisten oder Buddhisten, mit ins Boot genommen. Reiki sollte für alle da sein. Auf seinem Gedenkstein steht geschrieben, dass er in den esoterischen Künsten bewandert und ein Meister im Herstellen von Jumon war. Die Bedeutungen der Symbole, sowie die im traditionellen Reiki angewandten Kotodama („beseelte Worte", siehe Seite 93) zeigen alle in die gleiche Richtung: Der Mensch hat sich von seinem ursprünglichen Seinszustand entfernt und wird gebeten, wieder nach Hause zu kommen.

Die Enkaku Chiryo (Fernbehandlung, siehe Seite 106) kannte er in komplexer Form aus dem Shintoismus und von anderen Handheilungsgruppen, die damals aktiv waren, und befand sie für Reiki in stark vereinfachter und für jeden Menschen innerhalb von Minuten erlernbarer Form als nützlich.

Shinpiden – mystische Lehre, Lehrergrad

Die nächste zu bewältigende Frage war, ob auch die von ihm Ausgebildeten in der Lage sein würden, ihre eigenen Schüler zu unterrichten – und der Beweis dafür, der Geniestreich von Usui Sensei, findet sich heute weltweit.

Auch die in der Lehrerausbildung gelehrten Inhalte richten sich auf das Erkennen der Einheit. Im Grunde genommen ist alles ganz einfach: Es gibt nichts zu tun, keinen Weg, kein Ziel, nur eine überwältigend einfache Präsenz, die jedem Menschen hier und jetzt zu erfahren möglich ist. Scannst du den QR-Code hinten im Buch, kannst du dich von mir auf eine *Buddha-Natur-Meditation* entführen lassen.

Reiki nach Usui Sensei

Dass Reiki sich nach Usui Senseis Ableben weiter auf der Welt verbreitet, muss sein Anliegen gewesen sein. Am 16. Januar 1926 setzte er 20 seiner ältesten Schüler als Vorstandsmitglieder der Usui Reiki Ryoho Gakkai ein und gab ihnen den Dai Shihan-Status, der ihnen erlaubte, selbst Lehrer auszubilden. Auch sein Nachfoger, Ushida Sensei, war zu diesem Zeitpunkt von ihm auserkoren worden. Wenige Wochen später erlag er während eines Reiju in Fukuyama in der Präfektur Hiroshima einem Gehirngerinnsel.

Du, lieber Leser erfüllst nun Usui Senseis Traum, indem du andere behandelst, selbst behandelt wirst und andere Menschen in Reiki einführst. Und dafür danke ich dir.

慈
悲

Jihi – *Mitgefühl*

3

Japanische Werte und Kultur

Auf Usui Senseis Gedenkstein in Tokio steht geschrieben, dass Reiki die Welt und ihre Bevölkerung heilen wird. Ein mutiges Statement für die Verbreitung einer Methode, die 1927, als das Monument am ersten Todestag von Usui Sensei errichtet wurde, außerhalb Japans noch völlig unbekannt war. Doch Usui Sensei muss eine Ahnung gehabt haben, dass Reiki in der Zukunft für alle Menschen auf der Welt wertvoll werden würde, und nun ist es fast neunzig Jahre nach seinem Tod tatsächlich so. In allen Kulturen praktizieren Reiki-Liebhaber aller Religionen, was Usui Sensei gelehrt hat. Der Grund dafür ist wohl, das Reiki ist wie Wasser und sich jedem Gefäß spielerisch und mühelos anpasst.

Im Folgenden geht es darum, dir die japanische Kultur und Spiritualität näher zu bringen, so dass du verstehen kannst, wie Usui Sensei gedacht hat, und warum er seine Methode – Reiki, so wie wir es kennen und lieben gelernt haben – genau so und nicht anders entworfen, strukturiert und unterrichtet hat. Doch wirst du auf den folgenden Seiten nicht dazu aufgefordert, zum Japaner zu werden. Das funktioniert in Japan nur durch die Geburt im Land – und von japanischen Eltern.

Zum Japaner werden

Wer eine Methode praktiziert, die aus einem anderen Land und Kulturkreis kommt, läuft immer Gefahr, sie entweder seiner eigenen Kultur anzupassen oder aber das Ursprungsland, seine Bewohner, seine Sitten und Gebräuche zu imitieren. Stell dir eine Filmkomödie vor, in der sich Japaner wie Griechen, Deutsche wie Italiener und Amerikaner wie Chinesen verhalten. Ein herrliches Bild: Du kommst aus dem Lachen überhaupt nicht wieder raus. Am besten geht es dir immer, wenn du genau so bist, wie du bist!

Allerdings ist Imitation in jeder spirituellen Disziplin anfangs gar nicht fehl am Platz, wenn es um die Verwirklichung spiritueller Ziele geht. Der Meister geht mit gutem Beispiel voraus, und der Schüler folgt, bis der Groschen bei ihm fällt. Im Zen-Buddhismus zum Beispiel lernt der Schüler als Erstes die innere Haltung des Buddha beziehungsweise eines Buddhas. Er atmet, sitzt, geht, arbeitet, isst und schläft wie ein Buddha. Aber irgendwann kommt er an einer Kreuzung an, an der er seinen eigenen Weg einschlagen muss. Ein Zen-Sprichwort besagt: Triffst du den Buddha auf dem Weg, töte ihn. Doch bis dahin ist es ein langer Weg, und wir wollen uns gemeinsam auf dieses japanische Abenteuer einlassen.

Willst du das Autofahren erlernen, musst du zuallererst einmal die Straßenverkehrsregeln verinnerlichen, damit du dich selbst und andere nicht in Gefahr bringst. Auch im Reiki verhält sich das so: Hast du die Grundregeln verstanden und über Jahre genug Erfahrungen gesammelt und die Lehre verkörpert, kannst du alle Regeln loslassen. Aber anfangs musst du sie kennenlernen – und befolgen. Ist das Herz einmal durch die ständige Reiki-Arbeit geläutert, der innere Kanal gereinigt und der Geist von egoistischen Strukturen befreit, bist du frei.

Dann gibt es weder eine richtige noch eine falsche Art, Reiki auszuüben, sondern nur deine eigene – vorausgesetzt, du kennst die philosophischen wie auch die praktischen Spielregeln. Weißt du, was du tust, und fischst nicht im Dunkeln, lösen sich all deine

Fragen in Wohlgefallen auf, und erst dann kannst du richtig effektiv arbeiten. Ein Beispiel aus der japanischen Kalligraphie: Jahrzehntelanges akribisches Schreiben von einzelnen und später mehreren Strichen/Strichfolgen führt zur Meisterschaft. Ist die erlangt, kann der Kalligraph ein Wort absichtlich (grammatikalisch) falsch schreiben, wenn das den künstlerischen Ausdruck verstärkt.

Planet Japan

Planet Japan ist eine andere Welt, und jeder Japanreisende wird hier und dort an seine Grenzen gebracht, weil die japanische Art zu denken und zu leben dem Ausländer oft schleierhaft erscheinen mag. Für einen Nichteingeweihten ist Japan das Land der nicht vereinbaren Gegensätze.

Im Shintoschrein am Shirakawa-Kanal inmitten des Rotlichtviertels von Kyoto betet eine Puffmutter für gute Kundschaft, während fein gekleidete Herrschaften in makellosen Kimonos einen Abendspaziergang mit ihrem Nachwuchs machen. In der Takeshida-Straße in Tokio stellen Gymnasiasten nach der Schule als Dornröschen oder Aschenputtel verkleidet neben Darth Vader und Prince Charming ihr Alter-Ego zur Schau. Automaten an der U-Bahnstation bieten in vielen Landesteilen ihren Kunden Coca Cola, grünen Tee, Zigaretten, Alkohohl, Schokolade und gebrauchte Damenunterwäsche an. Porno-Comics lesende Männer stehen selbstvergessen im Supermarktgang, während Motorrad-Gangs mitten in der Nacht mit Baseballschlägern bewaffnet durch die Straßen röhren und andere Verkehrsteilnehmer bedrohen. Zigtausende von ausschwärmenden Anzugsbeinen überqueren im Tokioter Stadtteil Shibuya die wohl aufsehenserregende Kreuzung der Welt, während die überwältigende Stille eines Zen-Tempels der Aufmerksamkeit harrt, der Nebel im Morgengrauen durch einen Shintoschrein zieht und ein Taxifahrer eine Stunde lang gefahren ist, um dir eine vergessene Kamera umsonst ins Hotel zurückzubringen. Unterdessen steht Mount Fuji majestätisch und erhaben über allem, was sich in seinem Schatten abspielt.

Bei aller Vielfalt: Die japanische Kultur wird durch ein Netz von Werten zusammengehalten, die zuallererst auf der Grundlage des gemeinsamen kollektiven Bewusstseins basieren. Einige dieser jahrtausendalten Konzepte entwickelten sich während der Edo-Periode von 1603 bis 1868, in der Japan praktisch vom Rest der Welt abgeschnitten war, zu einem köstlichen japanischen Cocktail.

Wie wir unterhalb vom Zen-Meister Shunryu Suzuki lernen werden (Seite 59), wird das individuelle Selbst in Japan bestenfalls als Stiefkind angesehen. Persönliches Wollen wird nicht unterstützt oder gelehrt, und es wird prinzipiell als schlechte Gewohnheit angesehen (ein Fall für die Sei Heki Chiryo). Ein japanisches Sprichwort besagt: „Der Nagel, der heraussteht, wird hereingeschlagen." Der Grund dafür ist, dass das individuelle Selbst im Buddhismus als Täuschung angesehen wird, die es zu durchschauen und zu transzendieren gilt, so dass sich der einzelne Tropfen im Weltmeer auflöst. Du bist die Welt. Wichtig ist demnach das Gemeinsame. Aus dieser Lebensanschauung entwickelte sich eine kostbare Höflichkeit. Wer einmal entweder zur Ladenöffnung oder zum Ladenschluss in einem japanischen Kaufhaus gewesen ist, wird Zeuge eines unvergesslichen Schauspiels: Alle Mitarbeiter des Hauses verbeugen sich gemeinsam vor ihren Kunden!

Bestärkt durch die geographische wie auch soziale und politische Situation im frühen Mittelalter bildete sich ein typisch japanisches Konzept, das sich wie ein roter Faden durch die gesamte japanische Gesellschaft zieht: Uchi (drinnen, die innere Gruppe, zuhause) und Soto (draußen, die äußere Gruppe).

Uchi und Soto

Im Mittelalter wurde Japan von zahllosen Feudalherren beherrscht, die sich erbarmungslos untereinander bekämpften. Die einzige Möglichkeit, das Leben zu bewahren, war das Formen von homogenen, undurchlässigen Gruppen, deren Zugehörigkeit durch Geburt und/oder Loyalität bestimmt war. Nachdem die Feudalherrschaft abgeschafft war, blieb dieses System allerdings bis zum heutigen Tag bestehen. In der Familie, der Firma, dem Tennis-Club wird das, was die Mitglieder untereinander verbindet, nicht nach außen getragen. Ein gutes Beispiel hierfür ist die Usui Reiki Ryoho Gakkai. Selbst Familienangehörigen wurde nicht weitergegeben, was sich in der Gruppe abspielte. Heutzutage werden dort Reiki-Behandlungen nur unter Mitgliedern und nicht mit Außenstehenden ausgetauscht.

Hierarchie

In der ganzen japanischen Kultur, in allen Gruppen, besteht eine rigide Hierarchie, die nichts mit der Wertigkeit des Menschen zu tun hat (vor dem Schöpfer, den Göttern, der Natur sind wir alle gleich). Japanische Hierarchie ist wie in vielen nativen Kulturen anderswo chronologisch geregelt. Wer zuerst da war, hat mehr Gewicht. In der Familie zum Beispiel spricht die ältere Schwester den Bruder nicht mit dem Vornamen, sondern mit seinem Titel „jüngerer Bruder“ an. In der Firma ist und bleibt der eine der ältere Mitarbeiter und der andere der jüngere. Auch im traditionell japanischen Reiki gibt es eine chronologische Hierarchie, die aber lediglich der Struktur halber aufrecht erhalten wird. Es gibt Schüler und Lehrer in ihren unterschiedlichen Graden und als Repräsentanten der Schule den Vorsitzenden.

Respekt

Daraus ergibt sich eine logische Konsequenz: Der höher Stehende wird aufgrund seiner Position respektiert, und damit kommen wir zum zentralen Thema der japanischen Kultur: Respekt. Die älteren werden geschätzt, angehört und ihr Rat (in den meisten Fällen) befolgt. Im Reiki ist der Sensei die Verbindung mit dem Höheren – mit Reiki. In ihm oder ihr verkörpern sich die Lebensregeln und die gesamte Reiki-Lehre. Der sich daraus ergebende Respekt ist kein

Personenkult, sondern eine Tatsache: Hier ist jemand, in dessen Innerem die Lehre fußgefasst hat, der sie lebt und in jedem Lebensbereich anwendet. Der Sensei geht mit seinem guten Beispiel voran.

Um dem gewünschten harmonischen Miteinander eine undurchdringliche Festigkeit zu geben, wird Respekt nicht nur Menschen gegenüber gezollt, sondern auch Dingen, mögen sie auch noch so klein und unwichtig erscheinen. Gute Beispiele dafür sind der enorm ausgeprägte ästhetische Sinn für Schönheit und Detail, wie man es in der japanischen Gartenkunst und im täglichen Leben beim Verpacken von Geschenken sieht. Im Spirituellen braucht man nur auf die innere Haltung des Zen-Buddhisten gegenüber seinen Gebrauchsgegenständen zu schauen: Er behandelt sie mit Liebe und Zärtlichkeit.

In der westlichen Reiki-Tradition hat man versucht, diesen Respekt mit großen Geldsummen zu ersetzen, um uns materiell eingestellte Westler zuhause abzuholen. Das kann aber so nicht funktionieren: Respekt ist keine Philosophie und nichts, was von außen erzwungen werden kann. Er muss behutsam und gut beschützt im Herzen des Einzelnen wachsen und darf erst als erwachsener Baum in die Welt gepflanzt werden.

Rücksichtnahme

Für einen traditionellen Japaner ist Rücksichtnahme auf seine Mitmenschen ein natürliches Anliegen. Die japanischen Menschen sind prinzipiell freundlich und immer dazu bereit, ihren Mitmenschen das Leben so einfach und bequem wie möglich zu machen. Man lächelt den anderen an, sagt prinzipiell immer Ja und dem anderen unter normalen Umständen nicht ins Gesicht Nein. Sprachlich ist es zwar überhaupt keine Schwierigkeit, Nein zu sagen, und das kann ein Japaner sehr unmissverständlich tun, aber es wird immer zuerst versucht, den anderen positiv zu behandeln und ihm mittels eines positiven Kotodama (siehe Seite 93) Energie zu geben, anstatt ihm durch ein negatives Wort (auch wieder Kotodama) den energetischen Stecker zu ziehen.

Würde, Achtung und Ehre

Würde, Achtung, Respekt und Ehre gehen Hand in Hand. Nicht nur der Höhergestellte wird geehrt und respektiert, sondern jeder, der dazugehört – und wir alle gehören zu irgendeiner Gruppe dazu. Die allem zugrunde liegende Gruppe ist das Menschsein, gefolgt von der japanischen Staatsangehörigkeit, der Familie und danach alldem, was sich daraus sonst noch ergibt. Da der Japaner, egal ob er nun Shintoist oder Buddhist ist, nicht an ein einziges Leben glaubt und somit die Wiedergeburt der göttlichen Essenz im Menschen als gegebene Tatsache erkennt, sieht er, ob nun bewusst oder unbewusst, im Hintergrund eines Menschen immer dessen Göttlichkeit. Das wird durch Verbeugungen bei Begrüßung oder Abschied immer wieder in den Vordergrund gestellt.

Im Bezug auf Reiki erzählte Chiyoko Sensei von Hayashi Sensei, er habe immer wieder gesagt, der Mensch sei der spirituelle Anführer der Existenz und solle sich auch dementsprechend verhalten. Zu Zeiten der Samurai – und manchmal auch heute noch – war dieses überdimensional ausgeprägte Ehrgefühl lebenswichtig. Lief jemand Gefahr, dieses Ehrgefühl zu kompromittieren und gar zu verlieren, nahm er sich nicht etwa aus Feigheit vor den Konsequenzen, sondern aus Ehre das eigene Leben. Ein unter die Haut gehendes Beispiel dafür in der Reiki-Welt ist der Freitod von Hayashi Sensei im Jahre 1940. Nachdem er 1938 aus Hawaii zurückgekehrt war, wurde er 1940 als ehemaliger Marineoffizier von der japanischen Regierung genötigt, Informationen über militärische und zivile Installationen mitzuteilen, weil der Angriff auf Pearl Harbor, der ein Jahr später stattfinden würde, schon in Vorbereitung war.

Hayashi Sensei hatte in den sechs Monaten in Hawaii nach seinen eigenen Angaben (Hawaii Hochi Zeitung, gefunden und übersetzt von Naoko Hirano, Waseda Universität, und Justin Stein, Universität Toronto) etwa 350 Menschen japanischer, chinesischer, hawaiianischer und weißer Abstammung Reiki gelehrt und war nicht bereit, Land und Leute, die er kennen und lieben gelernt hatte, in den Tod zu schicken. In dieser prekären Situation konnte er weder seinem Kaiser und seinem Land die Mitarbeit verweigern, noch sich an unschuldigen Menschen vergehen. Es blieb ihm keine andere ehrenhafte Wahl. Für uns als Reiki-Praktizierende ist das ein Beispiel, dem wir im persönlichen Leben folgen sollen. Integrität, Aufrichtigkeit und Ehrenhaftigkeit sind die Leitlinien für ein glückliches, erfülltes Leben.

Pflichtgefühl

Das japanische Konzept von Pflicht (Gyo) wird im Kapitel 7 Behandlungsphilosophie ausgiebig im Bezug auf die Lebensregeln behandelt. Kurz gefasst: Es entspricht der japanischen Lebenseinstellung, sich mit voller Aufmerksamkeit und ganz im Augenblick dem zu widmen, was gerade ansteht – was auch immer das im Einzelnen sein mag.

Vertrauen, Geduld, Loyalität, Zeit

Haben sie einmal Vertrauen zu dir gefunden, sind Japaner gute Freunde. Aber Vertrauen zu jemandem, der nicht zu der In-Gruppe der japanischen Staatsbürger gehört, braucht Zeit, um sich zu entwickeln. Man muss sich das Vertrauen eines Japaners durch ethisches Verhalten, Respekt und die Abwesenheit von Gier, Selbstsucht und anderen niederen Verhaltensweisen verdienen. Dafür bedarf es an Geduld, Zeit und Loyalität. Loyalität steht immer im Dienst des Gruppenbewusstseins. Man tut etwas, damit man dazugehören darf – in diesem Fall verhält man sich als Nichtjapaner so, dass ein Japaner einen verstehen kann.

Japanische Eigenarten im Alltag

Die vielleicht auf den ersten Blick außergewöhnlichste Eigenschaft der Japaner als Völkergruppe ist, dass sie eine fast kindliche Unschuld an den Tag legen. Sie scheinen verträumt in einer ganz anderen Welt zu leben als Menschen aus einem anderen Kulturkreis.

Japaner denken anders als Nichtjapaner. Das hat wohl mit der Tatsache zu tun, dass die japanische Schriftsprache aus Bildern besteht. Ein Japaner denkt daher nicht in Konzepten, sondern in Bildern. Also bitte keine Witze erzählen, um das Eis in Japan zu brechen. Westliche Witze haben oft mit gleich oder ähnlich klingenden Lauten zu tun. Der Japaner hingegen sieht, während er zuhört, Bilder, die in diesem Falle absolut gar nichts miteinander zu tun haben. Der Einzige, der am Ende lacht, bist dann du, peinlich!

Prinzipiell sind unsere japanischen Mitmenschen still, zurückhaltend und freundlich (außer nach ein paar Gläsern Sake, danach ist alles erlaubt). Sie sind grundlegend aufrichtig und ehrlich, und werden daher bei Auslandsreisen oft übers Ohr gehauen. Diebstahl ist in Japan ungewöhnlich und gehört fast ausschließlich in die Welt der japanischen Gangster, den Yakuza, von denen man sich besser fernhält. Es gibt wegen der straffen Gliederung in der japanischen Gesellschaft und deren ethischen Ausrichtung kaum Subkulturen. Wer aufgrund seiner Außenseiterrolle nicht dazu gehören kann, sucht sich den einzigen vorhandenen Ausweg in eine Gangstergruppe, die auch einen starken – obwohl etwas anders gearteten – Ehrenkodex ihr Eigen nennt.

Vielleicht begründet durch die lange Abschottung während der Edo-Periode, hat der Durchschnittsjapaner das Gefühl, dass die Welt auf der einen Seite am japanischen Meer und auf der anderen am Pazifik aufhört. Jenseits des großen Wassers existiert nichts. Was nicht zum japanischen Hoheitsgebiet gehört, hat weder politisch noch in Bezug auf Nachbarschaft eine Existenzberechtigung. Selbst ein im Ausland von japanischen Eltern geborenes Kind ist ein Ausländer und bekommt nicht automatisch die japanische Staatsangehörigkeit. Diese gibt es ausschließlich für ausländische Sumo-Ringer, den japanischen Nationalsport.

Die negative Seite der Medaille

Jede Kultur hat ihre Kehrseiten, so auch die japanische – im Besonderen, wenn es um zwischenmenschliche Beziehungen geht. Der kulturelle Konsensus zwingt den Einzelnen zu Verlogenheit und guter Miene zum bösen Spiel, dass es einem ganz schlecht werden kann. In unseren Breitengraden ist das auch nicht unbedingt anders, wenn auch nicht so offensichtlich.

Westliche Filme und Fernsehsendungen, die Globalisierung durch das Internet und Medien wie Facebook rütteln an den teilweise maroden Fundamenten der japanischen Kultur und die junge Generation lehnt sich gegen das Althergekommene auf. Ehen werden noch immer von den Eltern mithilfe von Kupplern geschlossen, Scheidungen sind für die geschiedene Frau ein Stigma, ein Kreuz auf der Stirn, das ihr Scheitern bezeugt – nicht aber für den geschiedenen Mann. Für ihn ist es fast schon ein Plus. Voreheliches Zusammenleben ist auf dem Land heutzutage noch nicht möglich, und körperliche Zuneigung wird öffentlich auch jetzt noch vielerorts verurteilt.

Man stelle sich folgendes Szenario vor: Ein im Ausland lebendes japanisches Paar mit zwei Kindern besucht die Eltern des Mannes in Japan. Auf dem Weg vom Flughafen nach einem Interkontinentalflug bindet die Schwiegermutter der Frau ihres Sohnes eine Schürze um. Zuhause angekommen geht es sofort hinter den Herd. Die Männer werden verköstigt, dann die Kinder, und die Frauen bekommen, was übrig bleibt. Will die Schwiegertochter ihre eigene Familie anrufen, braucht sie die Erlaubnis des Schwiegervaters ...

Besonders junge Frauen versuchen aus dieser Sklaverei auszubrechen, lernen Englisch und versuchen einen ausländischen Mann zu finden, mit dem dann alles anders wird. Da sie aber die Ausländer genauso wenig einschätzen können wie ein Westler einen Japaner, geht das nicht immer gut aus.

Gleichberechtigung ist leider noch ein Fremdwort in Japan, wobei die Würfel schon vor der Geburt des Kindes gefallen sind.

Ein Mädchen verlässt die eigene Familie zu ihrer Hochzeit – das ist der wichtigste Tag in ihrem Leben und der Einzige, an dem sie die Hauptrolle spielt. Danach geht es steil bergab. Die Ehe ist in vielen Familien ein Geschäft. Die Männer gehen arbeiten und sehen ihre Frauen selten. Ihre Arbeitswege sind lang: zwei Stunden Hinfahrt und dasselbe zurück sind keine Seltenheit. Entscheidet der Chef nach dem Feierabend noch auf ein gemeinsames Bier, schafft der Mann es nicht mehr nach Hause und übernachtet in einem sogenannten Kapselhotel, das stundenweise gemietet werden kann. Viele Männer unterhalten stillschweigend außereheliche Beziehungen, die ihren Frauen oft bekannt sind. Die Frauen kümmern sich währenddessen um Haushalt und die Kinder, geben dem Mann ein Taschengeld und haben ein „angenehmes" Auskommen. Dafür nimmt man das Unhaltbare in Kauf. Vor und während einer Scheidung werden die Liebschaften der Männer geheim gehalten, weil die Frau im Falle einer Scheidung ausbezahlt wird. Hat der Mann eine Freundin, wird die Scheidung teurer.

Der Leistungsdruck in den Schulen ist schlechthin unmenschlich. Schon in der Grundschule reicht die Zeit in der Schule und zuhause nicht aus, um das Schulpensum zu schultern, und so muss eigentlich jeder japanische Schüler zum Nachhilfeunterricht in eine der vielen Nachhilfeschulen. Bullying ist auch dortzulande ein immer größer werdendes Problem, und die Selbstmordrate der japanischen Teenager ist etwa dreimal so hoch wie in anderen Industriestaaten.

Der Tanz zwischen Zen und Yen ist nicht immer ein Freudentanz.

肚

Hara – *Hara*

4

Shintoismus und Buddhismus – der spirituelle Background des Reiki

Um den Begriff Reiki in seiner ganzen Tiefe zu erfassen und zu verstehen, warum gerade dieser Begriff gewählt wurde, um Usui Senseis Methode zu beschreiben, ist es hilfreich, mit einem klaren Geist in die japanische Weltanschauung einzutauchen.

Diese ist eine erfrischende Mischung aus Shintoismus, Buddhismus und Konfuzianismus. In der japanischen Psyche herrscht kein Entweder-oder, sondern ein freudiges Miteinander. Die meisten Japaner sind Mitglieder in beiden Religionsgemeinschaften. Man wird als Shintoist getauft, oft pro Forma christlich verheiratet (für die schönen Erinnerungsfotos) und als Buddhist begraben.

Shintoismus

Shintoismus wird nicht als eine organisierte Religion gesehen, sondern als eine Grundlebensauffassung, die jedem Japaner mit in die Wiege gelegt ist (mit Ausnahme derjenigen, die in einem stark buddhistischen Umfeld, im Tempel zum Beispiel, aufgewachsen sind). Die Japaner sind Shinto.

Der ursprüngliche Shintoismus, oder Urshintoismus, wird „Ko-Shinto" genannt, und der sogenannte Staatsshintoismus heißt „Kokka Shinto". Ko-Shinto ist eine schamanistische Lebensauffassung, vergleichbar mit der der amerikanischen Ureinwohner, in der es keinen Gott in menschlicher Form gibt. Kokka Shinto wurde aus politischen Gründen am Anfang der Meiji-Periode (1868 – 1912) gegründet, um den jungen Meiji-Kaiser, der als Inkarnation der höchsten Shinto-Göttin Amaterasu Omikami verehrt wurde, bei seiner Herrschaft zu unterstützen. So sollte verhindert werden, dass er – als Sohn Gottes – abgesetzt oder ermordet würde.

Noch heute zeugen viele Shinto-Schreine im ganzen Land von der tiefen Verwurzelung dieses Urglaubens. Teils stehen sie in friedlichem Miteinander auf demselben Gelände wie buddhistische Tempel, und besonders zu den traditionellen Festen (japanisch Matsuri), die oft einen Bezug zum Jahreslauf haben, erwachen sie zum Leben. Auch Kinder werden nach der Geburt und an bestimmten Übergangszeitpunkten oft für Rituale zu Shinto-Priestern gebracht.

Japanischer Buddhismus

Der Buddhismus kam von Indien über die Himalayas nach China und von dort aus nach Japan. Chinesischer Buddhismus ist fast ausschließlich Mahayana-Buddhismus, mit Ausnahme von Minoritäten in an Theravada-buddhistischen angrenzenden Ländern im Südwesten Chinas. Eine der Eigenschaften des Buddhismus ist, dass er sich den Menschen und Kulturen, auf die er trifft, anpasst. Der japanische Buddhimus ist daher anders als Buddhismus in anderen Ländern, er gehört aber trotz alledem zum Mahayana-Buddhismus. Die größten Schulen sind der Buddhismus des Reinen Landes „Jodo Shu" (Usui Senseis Religionsgemeinschaft) und Jodo Shinshu, Nichiren-Buddhismus, Tendai-Buddhismus, Shingon-Buddhismus und Zen-Buddhismus.

Reinkarnationstheorie

In beiden japanischen Weltanschauungen weiß man um die Tatsache der Reinkarnation. Für diejenigen von uns, die an ein einziges Leben glauben, ist dieser Glaube genauso Tatsache wie das Gegenteil es für diejenigen ist, die an ständige Wiederkehr glauben.

Das menschliche Dasein wird schon weit vor der ersten Geburt in menschlicher Form vorbereitet. Die Evolution auf unserem Planeten beginnt im Reich der Mineralien. Danach entwickelt sich das Leben weiter im Reich der Pflanzen. Als nächstes Glied in der Kette der Ereignisse kommt das Reich der Tiere, und erst anschließend finden wir uns im Reich der Menschen.

Im Shintoismus spricht man von 180 menschlichen Wiedergeburten, im Buddhismus sind es eventuell Millionen. Der Mensch wird geboren, lebt und stirbt, wird wieder geboren und vollzieht dieses Spiel immer und immer wieder, bis er sich selbst und den Sinn des Lebens versteht.

Der Zyklus der menschlichen Evolution endet der buddhistischen Vorstellung nach dann in der Befreiung von Leid, in der Erleuchtung. Nach der Erleuchtung und dem physischen Ableben wird die Seele/Geist/Essenz/göttlicher Funken vom Amida Buddha in das reine Land geleitet. Das reine Land (japanisch Jodo) ist eine andere Realität, in der denkbar günstige Bedingungen für Erleuchtung vorherrschen. Stirbt der „Mensch“ im reinen Land, wird er automatisch erleuchtet wiedergeboren und löst sich in Wohlgefallen auf. Die Evolution ist somit an ihrem Höhepunkt angelangt und das menschliche Dasein erfüllt – und somit beendet. Nach dem Abschluss der Grundschule gibt es keinen Grund, wieder dorthin zurückzukehren – nicht weil sie schlecht war: es ist vorbei ...

Bodhisattva-Konzept

Das grundlegendste Prinzip des japanischen Mahayana-Buddhismus ist das Konzept des Bodhisattva (Sanskrit, „einer, dessen Ziel Erleuchtung ist/der auf dem Weg des Erwachens ist“). Ein Bodhisattva ist jemand, der seine eigene Erleuchtung zum Wohle der Menschheit zurückstellt. Er schwört den sogenannten Bodhisattva-Schwur, der besagt, dass er erst in das reine Land eintritt, an dessen Schwelle er steht, sobald alle Menschen von ihrem Leid erlöst sind. Im Wortlaut: „Möge ich allen Lebewesen behilflich sein, die Erleuchtung zu finden, und möge ich als letzter Mensch die Erleuchtung finden, nachdem alle Lebewesen die Erleuchtung gefunden haben, so wie es der Bodhisattva Avalokiteshvara tut.“

Konfuzianismus

Die Grundlagen des Konfuzianismus spiegeln sich noch heute in den Grundwerten der japanischen Gesellschaft wider. Den Kern bildet die Familie als grundlegende Einheit, aus der nichts nach außen getragen wird. Das Fundament der Familie sind die Eltern, die niemals in Frage gestellt werden. Das Wohl der Familiengemeinschaft ist dem Individuum übergeordnet. Daraus ergibt sich eine strikte chronologisch geordnete Struktur, die die Gesellschaft auf allen Ebenen zusammenschweißt. Die Alten werden respektiert, gehört und geehrt, während die Jungen zuhören und das von den Alten Vorgeschlagene in die Tat umsetzen. Auf der nächsten Ebene sind Schule und Bildung ähnlich organisiert und von höchstem Wert. Es gibt zwischen 750-800 Universitäten, an denen jährlich um die drei Millionen Studenten studieren.

Diese Lehre wurde um 500 vor unserer Zeitrechnung in China von Konfuzius entwickelt, verbreitete sich von dort im asiatischen Raum und prägt weiterhin viele Gesellschaftsordnungen. Im Mittelpunkt steht immer das Gemeinwohl und eine ethische Lebenspraxis, das rechte Maß in Entscheidungen wie Handlungen gilt als größte Tugend.

Taoismus

Der Taoismus findet sich in der japanischen Kultur im Zen-Buddhismus, seinen Konzepten und Künsten wieder. Zen entstand in China ursprünglich aus der Hochzeit von Taoismus und Buddhismus, im fünften oder sechsten Jahrhundert. Der Begründer und erste Patriarch des Zen, Bodhidharma, ein indischer buddhistischer Mönch, wird noch heutzutage in Japan verehrt.

Neben Buddhismus und Konfuzianismus ist der Taoismus die dritte der traditionellen chinesischen „Drei Lehren". Aus seiner Kosmologie stammen zum Beispiel die heute weithin bekannten Symbole von Yin und Yang, wie auch die Lehre vom Qi und die Fünf Wandlungsphasen. Als exemplarische Texte haben das *Tao te King* von Laotse und das *I Ging, das Buch der Wandlungen,* es zu weltweiter Berühmtheit gebracht. Anpassungsfähigkeit an den Lauf der Dinge („Mitgehen") in natürlicher Spontaneität ist ein Ideal der Lehre.

Die drei Körper

In jedem Leben gibt es bestimmte Lektionen zu erlernen, die nur auf dem Planeten Erde, und – so glauben die Japaner – ausschließlich in Menschenform gelernt werden können. Um auf der Erde leben und überleben zu können, braucht der Mensch drei Körper, die eine unterschiedliche Dichte und Feinstofflichkeit besitzen.

Der physische Körper

Der grobstofflichste dieser drei Körper ist unser physischer Körper. Er ist unser zeitlich begrenzter Einwegtempel, den wir hoffentlich gut pflegen, solange wir ihn vom Universum ausgeliehen haben. Er alleine ist allerdings nicht lebensfähig und hat wie gesagt ein Verfallsdatum. Wenn seine Zeit für diese Runde abgelaufen ist, stirbt er innerhalb von 24 Stunden.

Die ätherischen Körper

Die nächste feinere Stufe sind die ätherischen Körper, im Japanischen „Rei I", unsere spirituellen Kleider, genannt. All das, was wir in der westlichen Welt als Verstand, Gefühl, Emotion, Erinnerung, Wünsche, Sinne, Charakter, Individualität usw. benennen. Auch sie haben ein Ende, wenn der physische Körper stirbt. Sie lösen sich jedoch in ihrem Sterbeprozess viel langsamer auf als der physische Körper. Der buddhistischen Philosophie nach brauchen sie 49 Tage, um sich vollständig aufzulösen. Die Shintoisten sprechen von 50 Tagen, und auch die Muslime und die orthodoxen Christen gehen von 40 Tagen aus, bevor der Geist frei wird und aszendiert.

Die Seele/Geist/Essenz

Die Seele oder der Geist, die Essenz oder das göttliche Licht – wie auch immer man es nennt, das ist unser feinstofflichster und unsterblicher „Körper". Die Seele kann ohne die Schwere des physischen und der ätherischen Körper nicht auf der Erde sein und aszendiert in dem Moment, wenn sich nach dem Tod die ätherischen Körper vollständig aufgelöst haben. Die Seele geht dann „nach Hause", wie man es im Japanischen nennt, und nimmt sich dort eine Auszeit, um sich von den Strapazen des gerade gelebten Lebens zu erholen.

Nachdem sich die Seele ausgeruht hat, beginnt sie nach einem geeigneten Elternpaar Ausschau zu halten. Eine junge Seele, also eine, die im Evolutionskreislauf des Menschwerdungs-Prozesses auf der Reise zur Erleuchtung noch nicht weit fortgeschritten ist, hat zahllose Möglichkeiten der Wiedergeburt, weil die zu lernenden Lektionen im Zusammenleben mit vielen Eltern und deren Lebenssituation gegeben werden können. Eine alte Seele, also eine, die schon weiter entwickelt ist, braucht länger, um geeignete, selbst schon fortgeschrittene Eltern zu finden. Findet die Seele, was sie sucht, nistet sie sich etwa im dritten Monat der Schwangerschaft im Kopf des auserwählten Embryos ein.

Im Shintoismus geht man davon aus, dass die Götter die Seele in der Mitte des Kopfes einpflanzen, beziehungsweise sie in den Kopf hereinatmen. Die Seele wird nicht etwa als etwas Persönliches angesehen, sondern sie ist das, was wir alle teilen und was uns durch einen unsichtbaren Kanal mit dem Kosmischen verbindet. Dieser gemeinsame Seelenanteil wird an dem Punkt, wo sich das dritte Auge und das Kronenchakra in einer geraden Linie treffen, von den Göttern für dieses eine Leben verankert. Von dort aus ist es mit der kosmischen Seele verbunden. Physiologisch gesehen entspricht dieser Körperbereich der Zirbeldrüse, die nach neuesten medizinischen Erkenntnissen Licht abstrahlt. Dieses Licht kann wahrgenommen werden, wenn das Bewusstsein der Verbindung der Seele mit dem Kosmischen gewahr wird.

Die Seele wird im japanischen Tamashii genannt, doch das Kanji kann auch als Rei gelesen werden. Das Schriftzeichen für Tamashii entspricht demnach dem Zeichen für Rei im Reiki (siehe Seite 16).

In dem Interview mit Usui Sensei, das er seinen Schülern als Lehrmaterial mitgab, antwortet Usui Sensei auf die Frage, ob jeder Mensch Reiki ausüben könne oder ob nur spirituell hoch entwickelte Menschen Reiki lernen könnten, dass jeder Mensch, dem (von den Göttern) die Seele eingeatmet worden ist, Reiki ausüben kann.

Die Seele, unser feinster Körper, funktioniert wie eine Computerfestplatte: Sie nimmt alles, was im Leben vorfällt, auf und speichert es als Betriebssystem ab. Die Seele denkt nicht in der Zweiheit von gut und schlecht/böse, sondern sie erinnert alles. Die Summe der Erinnerungen aus allen Leben steuert die Verhaltensweisen des Menschen. Weil aber unser Gehirn nicht in der Lage ist, uns an alle vorherigen Leben mit ihren multiplen „Persönlichkeiten“ zu erinnern und gleichzeitig ordnungsgemäß zu funktionieren, wird die Vergangenheit im Unbewussten gespeichert. Von dort aus bestimmt sie unsere Gedanken, Gefühle und Taten, ohne dass wir uns dessen bewusst sind.

Weitere spirituelle Konzepte

Zum tieferen Verständnis sollen zusätzlich noch folgende japanische Konzepte beleuchtet werden.

Shirushi, Jumon

Das japanische Wort Shirushi bedeutet „Symbol". Die Kraft eines Symbols liegt in seiner geometrischen Form. Im Reiki repräsentieren unsere Shirushi etwas, das erweckt oder angerufen wird, wenn das Symbol in den Raum oder während der Behandlung auf den Körper geschrieben wird. Es muss also nicht ausgesprochen werden. Wenn zum Beispiel der christlich-orthodoxe Priester bei der Taufe das Kreuz über dem dritten Auge des Kindes zeichnet, muss er dabei nicht „Jesus, Jesus, Jesus" sagen.

Das japanische Wort Jumon bedeutet „magische Formel", „Mantra" oder „Zauberspruch". Ein Jumon kann theoretisch auch eine negative Bedeutung haben: Verfluchung. Aber im Reiki ist, wie der ursprüngliche Name schon sagt, alles auf die Verbesserung des Befindens ausgerichtet. Ein Jumon wird im esoterischen Buddhismus aus mehreren Kanji zusammengestellt, um einen bestimmten energetischen Effekt zu erzielen. Es wird geschrieben und dabei gesprochen, damit es seine Kraft entfaltet.

Hara, die Körpermitte

Das japanische Wort Hara bedeutet „Bauch", steht aber für ein Konzept, das weit über das Physische in den Himmel ragt. Auch zu diesem Thema könnte ein ganzes Buch geschrieben werden – aber das gibt es zum Glück schon. Falls du mehr zum Thema Hara wissen möchtest, empfehle ich das lesenswerte Buch *Hara* von Karlfried Graf Dürckheim.

Der Bauch wird in der japanischen Kultur nicht nur als unsere Körpermitte angesehen, sondern auch als das wichtigste spirituelle Zentrum. Im Reiki gehen wir davon aus, dass die kosmische Energie durch einen unsichtbaren Kanal in das Hakue (entspricht im Japanischen in etwa, aber nicht genau dem Kronenchakra) in den Körper eintritt. Von dort aus sinkt sie in den unteren Tanden, etwa zwei bis drei Finger breit unter dem Bauchnabel. Dort füllt sich das Energiereservoir im unteren Bauch und verleiht dem Besitzer des Bauches nicht nur körperliche, sondern auch geistige Festigkeit, Kraft und Integrität. Erst wenn das Hara gut ausgestattet ist, kann sich das darüber liegende Herz gut entwickeln, öffnen und seine Mitmenschen und den ganzen Planeten beglücken. Der Grund dafür, dass viele Buddhastatuen über einen gut geformten Bauch verfügen, ist ein Hinweis auf das ausgebildete, kräftige Buddha-Hara.

Kokoro, Herz/Geist

Descartes, das wissen wir jetzt, war kein Japaner. Auf Grund seines fehlenden Einflusses auf die japanische Kultur hat sich in Japan ein anderes Konzept von Herz und Kopf, von Denken und Fühlen entwickelt. Das Wort „Herz“, im Wörterbuch mit Kokoro übersetzt, bedeutet eigentlich nicht nur Herz, sondern die Einheit von Herz und Verstand. Der Japaner denkt und fühlt mit dem Herzen.

Ten to Chi, Himmel und Erde

Ein Konzept aus dem Taoismus, das sich im Reiki immer wieder findet, ist das Ziel, Himmel und Erde in sich zu vereinen. Nur wenn ein Baum gut im Boden verwurzelt ist, kann er auch in den Himmel wachsen. Dieses Konzept hat für die japanische Spiritualität tiefgreifende Konsequenzen.

Jemand fragt einen Zenmeister, was er vor seiner Erleuchtung getan habe. Er antwortet: „Holz hacken, Wasser vom Brunnen holen und mit meiner Frau schlafen.“ „Und was machst du seither?“, kommt die nächste Frage. „Holz hacken, Wasser vom Brunnen holen und mit meiner Frau schlafen."

Das japanische Verständnis von angewandter Spiritualität ist pragmatisch. So bleibt das weltliche Leben auch bei starker spiritueller Betätigung nicht auf der Strecke.

Buddhistische Psychologie

Der historische Buddha war ein großer Psychologe, doch seine Psychologie ist dahingehend anders als die westliche Psychologie, dass sie das anschaut, was im Menschen gut und gesund ist, anstatt im Morast des Unterbewussten nach Gründen für das Leiden zu suchen. Sie unterscheidet zwei Arten von Leiden: 1. Vermeidbares Leiden, und 2. Unvermeidbares Leiden. Dem Vermeidbaren lernt man aus dem Weg zu gehen, und dem Unvermeidbaren gibt man sich mit Liebe, Gelassenheit und Dankbarkeit hin.

Wir alle sind unheilbar krank. Was wir als unsere Persönlichkeit, unsere Identität, unser Ich ansehen, kann niemals heil sein oder gar heil werden. Das Wort „heil" bedeutet unter anderem: ganz, vollständig, vollkommen und gesund. Gesund sein heißt daher, eins zu sein mit dem Ganzen, dem Universum, mit Gott und der Welt.

Doch was ist unser Ich anderes als ein vom Ganzen abgespaltenes mentales Konstrukt? Je mehr du an ihm herumdokterst, desto mehr verselbständigt es sich. Es dreht sich ausschließlich um sich selbst und sucht nach Selbstverwirklichung. Krankheit und Heilung sind Eins.

Lass uns zum Abschluss dieses Kapitels nun diese unsere gemeinsame Krankheit genau untersuchen. Ich möchte die folgende Reise mit einer Frage beginnen: Stell dir vor, dein Arzt stellt nach einer Untersuchung folgende Diagnose: Du bist vollkommen gesund und unsterblich. In dem Augenblick, in dem du das hörst, weißt du, dass es absurd ist ... nichts könnte weiter entfernt von der Wahrheit sein.

Jegliche Garantie für Gesundheit und Leben ist aus der Luft gegriffen und wirkt sich fatal auf die innere Einstellung und Lebensweise des so Denkenden aus: Er vertagt das Leben auf morgen. Und morgen kommt niemals. Denn beides kann sich in Sekundenschnelle in sein Gegenteil umwandeln. Krankheit wird zu Gesundheit und andersherum: denn beide sind das jeweilige gegenüberliegende Extrem des Spektrums.

Schau doch mal in einer klaren Nacht in den Sternenhimmel und stell dir vor, dass du die Gesetze der Universums verstehst. Aber nicht lachen ...

Tatsache ist, dass wir nichts wissen, und zwar absolut gar nichts. Weder ein Athlet, noch ein Naturwissenschaftler oder ein Geschäftsmann weiß irgendetwas. Das Einzige, was wir ständig tun, ist uns einzubilden, wir wüssten etwas.

Der Zen-Meister Kodo Sawaki empfiehlt daher zu leben wie ein Toter. Selbst dein Körper, lehrte er, gehört nicht dir, sondern dem Universum. Du hast ihn nur für eine Weile ausgeliehen und musst ihn, wenn die Zeit abgelaufen ist, wieder zurückgeben. Er zerfällt und wird wieder zur Erde, die andere Lebewesen nährt.

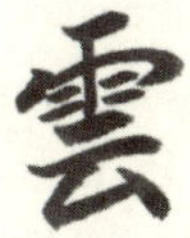

Kumo – *Wolke*

5

Erleuchtung – was ist das eigentlich?

Usui Sensei erfuhr das Einssein mit dem Kosmos im März 1922 auf dem Kurama-Berg ohne die direkte Mitwirkung eines Lehrers. Sein ganzes Leben hatte auf diesen einen Punkt zugesteuert. Wir wollen aber nicht vergessen, dass er die drei Jahre davor in einem Zen-Tempel in Kyoto auf der Suche nach Erleuchtung verbracht hatte. Das Leben in einem Zen-Tempel ist kein Zuckerschlecken, und es eignet sich nicht als Rückzug von der Welt für jemanden, der mit sich selbst nicht fertig wird. Im Tempel wird man in jedem Augenblick mit sich selbst konfrontiert. Lange Meditationsstunden, das endlose Putzen sauberer Holzfußböden, das monotone Rezitieren von Mantras, Kalligraphie und Gartenarbeit werden dazu eingesetzt, das Ego zu zerstören. Und das tut weh.

Auch wenn eine Erleuchtungserfahrung plötzlich geschieht und sich dadurch dem Zugriff der Zeit entzieht, geht ihr trotz alledem ein ganzes Leben – vielleicht sogar viele vorherige Leben – der inneren Arbeit voraus.

Theoretisch ist es für jeden von uns genauso möglich, ohne Reiki-Einweihung Reiki praktizieren zu können. Die Voraussetzung ist allerdings nicht so ganz ohne: Wer von uns kann schon sagen, dass er sich der Einheit mit dem Kosmos bewusst ist? Wir sind schläfrig und haben unseren natürlichen Seinszustand vergessen. Aus diesem Grund brauchen wir jemanden, der uns aus dem Schläfchen reißt und uns unseren eigenen inneren Reichtum zeigt. Dieser jemand ist in unserem Fall der Reiki-Lehrer, oder ein anderer spiritueller Lehrer, der seine Arbeit versteht.

Reiki: Einweihung – Einstimmung – Reiju

Im deutschsprachigen Raum werden in der Reiki-Szene für diesen Akt hauptsächlich zwei Begriffe verwendet: Einweihung und Einstimmung. Beide treffen den Kern der Sache nach japanischem Verständnis nicht genau, weshalb ich dir nun die japanischen Bezeichnungen vorstellen möchte und diese in der Folge auch im Text verwende.

In Japan werden zwei Begriffe in Bezug auf die Reiki-Einweihung benutzt. Der erste ist Denju und bedeutet „von einem (spirituellen) Lehrer in eine (geheime) Lehre eingeweiht zu werden". Denju bedeutet also die Summe und Einheit von:

1- Reiki-Theorie

2- Reiki-Praxis

3- Fragen und Antworten/ Lehrer-Schüleraustausch

4- Das vorbildliche Beispiel des Lehrers

5- Das gemeinsame Zusammensein

6- Kraftübertragung/Einstimmung

Das japanische Wort für diese Einstimmung ist Reiju, aber leider fehlt uns im Deutschen ein passendes Wort für eine sinngemäße Übersetzung. Wörtlich übersetzt bedeutet Rei – wie oben ausgeführt – Seele/Geist. Das Wort Ju bedeutet „geben", im Sinne von aktivieren. Das deutsche Wort Einstimmung setzt eine Verstimmung voraus, die im japanischen Sinne nicht gegeben ist. Der Mensch ist genau so richtig, wie er ist, exakt gestimmt und bereit, sich sofort dem Kosmischen zu öffnen, sobald er sich seiner Natur als der Behälter und Verteiler der kosmischen Kräfte wieder erinnert hat.

Der Seelenkern, Rei oder Tamashii, wird bei einem Reiju aktiviert. Es wird weder ein Kanal noch ein Chakra geöffnet oder eingestimmt. Alles ist schon ganz genau dort, wo es hingehört. Du bist perfekt, ein Abbild Gottes/der Natur. Beim Reiju wird lediglich der innere Kanal des Einzuweihenden von Verstopfungen gereinigt. Der Reiki-Lehrer ist im Grunde genommen nichts als ein Schornsteinfeger, und Reiju ist das Schornsteinfegen: kein Grund also für Arroganz und Überheblichkeit.

In manchen westlichen Reiki-Schulen wird gelehrt, dass bei einer Einstimmung die Reiki-Symbole in die Aura eingebracht werden, die dann ausschließlich von jemandem benutzt werden können, der in sie eingeweiht ist. Auch wird gesagt, dass eine Reiki Zwei-Einweihung die Energie erhöht und in manchen Schulen deshalb sogar die Behandlungsdauer verkürzt wird – mehr Power, weniger Zeit. Die Einweihungen für Reiki Eins, Zwei und Drei sind unterschiedlich, weil es vermeintlich immer besser, stärker und feiner wird. Wir Westler wollen immer alles jetzt sofort haben, weil wir fürchten, dass die Lebenszeit uns wegläuft: die Uhr tickt ...

In Japan sind die Reiju immer identisch, weil die Erfahrung gezeigt hat, dass ein Schüler nicht durch Reiju, sondern durch seine eigene Arbeit lernt. In Koyama Senseis Worten: „Wenn du mit der gleichen Intensität und Hingabe Reiki praktizierst wie Usui Sensei, der auf den Kurama-Berg stieg, um bis zum Tode zu fasten, dann lernst du auch. Wenn du allerdings faul bist, dann lernst du nicht." (Mein Zusatz: auch wenn du jeden Tag eingeweiht werden würdest!)

Wir Erdenkinder werden mit einem perfekt geöffneten inneren Kanal geboren. Anschließend nimmt die „Erziehung" ihren Lauf. Wir lernen mit der Zeit, immer egoistischer zu werden, und in dem Maß, in dem das egozentrische Denken, Fühlen und Handeln zunimmt, verschlammt der innere Kanal.

Unser „Erwachsenwerden“ hat auch noch eine zusätzliche Facette: Wir lernen naturwissenschaftlich zu denken, und verlieren die kindliche Unberührtheit, die es uns erlaubt, das Unsichtbare zu erfahren, ohne es erklären zu können oder zu müssen. Ein so „gut erzogener“ Mensch braucht Reiju, damit er sich wieder an das, was er ursprünglich ist, erinnern kann.

Du erinnerst dich sicher an die Bedeutung des Reiki-Kanji. Der untere Teil des Kanji für Rei ist Miko, und beschreibt eine weibliche Schamanin. Sie ist das Inbild einer Person, die Himmel und Erde in sich vereint hat und nicht auf das Ego, sondern auf die Stimme der Götter hört. Eine Miko versinnbildlicht jemanden (Frau oder Mann), der nicht aus Geld, Macht oder Sexgier handelt, sondern an ein Größeres angeschlossen ist, das ihn in all seinen Taten leitet.

Die größte Herausforderung für einen spirituellen Lehrer ist es, die eigene Erfahrung an seine Schüler weiterzugeben, so dass auch sie das verstehen, was er versteht, und das zustande bringen, was er zustande bringt. Die meisten spirituellen Lehrer und Zeitgenossen von Usui Sensei waren dazu nicht in der Lage, und ihre Methoden verschwanden entweder ganz oder wurden zu leeren Gefäßen, in denen das esoterische Wissen einer exoterischen Lehre Platz machte. Nach Aussage von Tadao Yamaguchi, meinem längjährigen Freund und jüngstem Sohn meiner Lehrerin Chiyoko Yamaguchi, macht diese Gabe Usui Sensei Genius aus. Er verstand es, seine Weisheit und Transzendenz mit allen, die es wissen wollten, zu teilen.

Das Resultat seiner Suche ist Reiki, und ein Teil des Reiki, die Aufforderung, seinen natürlichen Seinszustand zu erkennen, sind die Reiju. Weil ein einmaliges Erkennen meistens nicht ausreicht, um das Verständnis endgültig nachhause zu bringen, wird Reiju wiederholt, wenn möglich – nach Hayashi Sensei – einmal im Monat. Der Grund dafür ist nicht, dass das eine Mal nicht reicht, sondern es ist unsere Schläfrigkeit, die immer wieder angeritzt werden muss, bis die Schale irgendwann einmal aufbricht ... und der Mensch neu geboren wird.

Während dem Reiju soll der Empfänger mit geschlossenen Augen in einem stark verdunkelten Raum entspannt und mit vor dem Herzen gefalteten Händen sitzen und sich auf das ausrichten, was im Inneren geschieht. Kimiko Koyama Sensei, eine der vormaligen Präsidentinnen der Usui Reiki Ryoho Gakkai, empfahl ihren Schülern, während des Reiju durch die geschlossenen Augenlider auf die eigenen Fingerspitzen zu schauen. Wenn das in der Abwesenheit von künstlichem und natürlichem Licht geschieht, taucht der Einzuweihende in das Licht der Seele, das ihn transformiert. Ein Reiju ist nicht dazu gedacht, den Schüler erleuchtet zu machen – es ermöglicht ihm einen Einblick in seine Buddha-Natur.

Einweihungsrituale, Satori, Erleuchtung

In allen asiatischen Kulturen werden in spirituellen Schulen Einweihungsrituale vorgenommen, in denen der Lehrer/Meister den Schüler an bestimmten Körperstellen – oft zwischen den Augenbrauen – berührt, um ihm einen Geschmack von Stille, innerem Frieden und Einssein zu vermitteln.

Satori

Wie eingangs schon erwähnt, wird der Einblick in das Einssein in Japan Satori genannt. Ein Satori ist eine zeitlich begrenzte Erfahrung, die dem Erfahrenden einen Lichtblick erlaubt, der ihm Mut und Kraft gibt, weiterhin an sich zu arbeiten, bis er irgendwann einmal die Erleuchtung erfährt.

Ein Reiju ist ein solches Ritual, das den Schüler auf Satori vorbereitet.

Selbstverständlich ist Satori im täglichen Leben auch ohne Reiju erfahrbar und es geschieht allen von uns, obwohl wir es vielleicht gar nicht bewusst erleben. Wer kann sich nicht an Situationen im Leben erinnern, in denen er plötzlich Licht und Klarheit war, in denen er sich unerwarteterweise im Einklang mit sich selbst und mit allem, was ist, fand. Das nächste Mal, wenn du in die Küche gehst und dort angekommen plötzlich nicht mehr weißt, was du dort wolltest, bleib einfach in diesem Augenblick der Stille und Leerheit, solange er anhält, ohne ihn mit Tatkraft aufzufüllen. Auch das ist Satori ...

„Satori", sagte mir eine japanische Freundin vor vielen Jahren, als ich ihr von einer spirituellen Erfahrung erzählte, „ist kalter Kaffee. Vergiss die Erfahrungen aus der Vergangenheit. Vor Satori bist du kein Mensch ..." In der Zen-Tradition geht man davon aus, dass gegebenenfalls Hunderte von Satoris notwendig sind, bevor die Erfahrung – die immer einen Anfang und ein Ende hat – sich in einen bleibenden Seinszustand verwandelt.

Anjin Ryumei

Dieser Seinszustand, Erleuchtung, nennt sich im Japanischen entweder Anjin Ryumei, Anshin Ritsumei oder Anshin Ritsumyo. Ursprünglich aus dem Konfuzianismus stammend bedeutet der Begriff: das eigene Schicksal akzeptieren. Im Zen-Buddhismus bedeutet es: Im eigenen Leben und im eigenen Körper zuhause sein. Absoluten Frieden erlangen und seinen Lebensweg im Einklang mit der ultimativen Realität einrichten.

Erleuchtung kann nicht von einem anderen Menschen gegeben werden: Der Empfänger muss selbst dafür arbeiten.

Wenn ein anderer dir sagt: „Hör auf mit dem Leiden und sehe deine Buddha-Natur", nützt dir das gar nichts. Auch wenn jemand selbst die Erfahrung gemacht haben sollte, kann sie intellektuell nicht weitervermittelt werden. Aus diesem Grund wird ein Ritual entworfen, in dem nicht gesprochen wird, sondern die Aufmerksamkeit auf das Unsichtbare, das Unausprechbare, das Undenkbare gelenkt wird. Das im Ritual Erfahrene muss dann anschließend vom Schüler in seinem täglichen Leben umgesetzt werden.

Die Illusion des Selbst

Der Buddhismus kam im fünften und sechsten Jahrhundert über China nach Japan und traf dort auf den Shintoismus. Die Hochzeit dieser beiden Lebensauffassungen ergab eine ganz spezifisch japanische Mischung, wie ich schon im Kapitel über den spirituellen Background des Reiki erläutert habe.

Der historische Buddha wurde in Lumbini im heutigen Nepal als Sohn adeliger Eltern in einem hinduistischen Umfeld geboren. Teile seiner späteren Lehre entlehnte er dem Hinduismus, andere definierte er neu. Im Hinduismus glaubt man, die Welt sei Maya – Illusion – und nur das Atman, das unsterbliche Selbst, sei real. Der Buddha lehrte, dass es sich genau andersherum verhalte. Er ging davon aus, dass es kein Selbst gibt und dass die Welt real und das individuelle Selbst eine Illusion sei. Diese Illusion muss immer und immer wieder durch unsere Gedanken von Dualität, von unserer Sprache, unseren Gefühlen und Taten hergestellt werden. Das Ego, sagte er, sei ein intellektuelles Konstrukt und daher nichts weiter als Schall und Rauch. Diese Lehre findet sich überall in der japanischen Kultur wieder, so auch im Reiki.

Erleuchtete Handlung

Einer der bedeutendsten spirituellen japanischen Lehrer des letzten Jahrhunderts war der Zen-Meister Shunryu Suzuki, auch Suzuki Roshi genannt. Er lehrte, dass Erleuchtung streng genommen nicht existiere. Wenn man davon ausgeht, dass das Ego keine Substanz hat – wer soll dann erleuchtet werden? Eint sich der Mensch mit dem Universum, löst sich der Tropfen im Weltmeer auf, und es ist niemand mehr da, der von den Dächern schreien kann: „Ich bin erleuchtet (und du nicht!)“

Suzuki Roshi sagte daher, dass wir die Erleuchtung vergessen und stattdessen erleuchtet handeln sollen. Dieses erleuchtete Handeln ist eine Wahl, die wir in jedem Lebensaugenblick treffen können. Du weißt immer selbst, ob du gerade erleuchtet oder egozentriert handelst. Lass uns jetzt damit beginnen ... Es gibt immer wieder Menschen mit besonderen Fähigkeiten, wie zum Beispiel ein Fünfjähriger, der besser klassische Musik spielen kann als ein professioneller Musiker, oder ein Mathematikgenie oder ähnliches. Genauso gibt es besondere Menschen, die wir erleuchtet nennen. Vergleichen wir uns mit so jemandem, vergeht uns wohl schnell die Lust am spirituellen Wachstum. Die Diskrepanz ist so groß und die Erleuchtung erscheint unerreichbar. Anstatt das Thema ganz aufzugeben, ist das Prinzip der erleuchteten Handlung eine erfrischende Erleichterung.

Die vielleicht einleuchtendste Formel für erleuchtete Handlung ist, dass man durch sein Tun weder einem anderen Menschen noch sich selbst Leid zufügt. Wenn diese Grundeinstellung gemischt ist mit Achtsamkeit, Liebe und Mitgefühl, dann ist das, was getan werden kann, vollbracht.

Im Zen-Buddhismus wird daher nicht meditiert, um irgendwo anzukommen oder um irgendetwas zu erreichen. Man muss nicht anders sein, als man ist, sondern einfach nur genau so. Wie ein Baum auf dem Feld, ein Fels in der Brandung, ein Windstoß. Wenn du genau so, wie du auf eine schöne Landschaft schaust, in den Spiegel blickst, fallen mit einem Mal alle Bewertungen, alles Wollen und alle Unzufriedenheit von dir ab.

Usui Sensei übernahm diese innere Haltung in seine Lehre: Reiki ist also keine Technik, um die Erleuchtung zu erlangen, die Reiki-Praxis ist erleuchtetes Handeln.

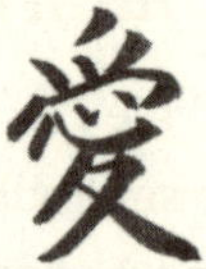

Ai – *Liebe*

6

Der Weg ist das Ziel

Wenn wir uns das japanische Modell der Evolution ohne die uns innewohnende Ungeduld anschauen, wird klar, dass Erleuchtung nicht etwa das Ziel ist, das so schnell wie möglich, also in Rekordzeit, erreicht werden muss, sondern dass der Weg dorthin das eigentliche Ziel ist. Der Werdegang einer Pflanze, das Wachstum eines Baumes, die Entwicklung des Universums, die Kindheit eines Menschen: Wie wäre das Leben ohne sie? Erleuchtung ist in diesem Kontext das Unausweichliche, das Ziel einer langen, abenteuerlichen, aufregenden, leidenschaftlichen Reise. Auf dieser Reise eilt nur der, der sie mit geschlossenen Augen ausführt. Was ist wichtig, wenn dein Spaziergang dich von zuhause durch die Felder über den Hügel durch den Wald wieder nach Hause bringt? Ist es das Ankommen, oder die Zeit zwischen dem Aufbruch und dem Ziel?

Der Hürdenlauf

In diesem Licht gesehen sind die Hürden auf dem Weg weder Umwege noch Hindernisse – sie sind willkommene Sehenswürdigkeiten am Straßenrand. Von ihnen lernen wir, mit den noch vor uns liegenden Situationen besser umgehen zu können und sie immer wieder als Spiegel zu benutzen, in dem das eigene Antlitz sowie das unserer Mitreisenden im angemessenen Glanz erscheint. Auch die Hürden sind unser Leben, und wenn wir sie als unvermeidbaren Teil dessen und als Segen sehen, ändert sich nicht nur unsere innere Einstellung, sondern auch die Dringlichkeit, den uns entgegenkommenden Schwierigkeiten mit Konflikthaltung zu begegnen. Du bist dein Leben mit all seinen Vorkommnissen. Alles Gute, alles Schlechte und all das, was dazwischen liegt, gehört dazu und hat seinen rechtmäßigen Platz.

Stell dir vor, ein Kind erlernt ein neues Kartenspiel. Es lernt beim Spielen – eben spielerisch. Hat es das Spiel gemeistert, sucht es sich ein neues, noch nicht komplett erfasstes Spiel, und sucht nun dieses zu perfektionieren: Das Leben ist ein Spiel.

Der moderne Mensch will alles haben, und zwar jetzt. Hat er viel Geld, kauft er es sich sofort, hat er keins, arbeitet er, damit er es sich so bald wie möglich leisten kann.

Doch Glück und Zufriedensein gibt es nicht zu kaufen, sie sind ein Beiprodukt einer dem Leben gegenüber entspannten und zärtlichen inneren Haltung. Wenn jeder Lebensaugenblick so sein darf, wie er ist, legt sich der Segen wie ein Sonnenstrahl auf den morgendlichen Tau und löst alles, was ist, in Wohlgefallen auf.

Doch aus vielerlei Gründen wollen wir das nicht zulassen. Ein Leben, das auf egoistischen Grundlagen basiert, verlangt, dass sich der Himmel nach ihm richtet.

Da der Himmel aber oftmals eine andere Vorstellung vom harmonischen Miteinander der Sterne hat als ein menschliches Ego, zeigt das Ich seine falschen Zähne. Es sträubt sich gegen den Fluss des Lebens, und der Löwenanteil seiner Energie verpufft im Widerstand gegen das, was ist.

In den meisten Fällen ist es eigentlich ganz egal, wie ich mich entscheide – Hauptsache, ich tue etwas! Ob ich nun links herum gehe oder rechts herum, am Ende komme ich doch immer wieder zuhause an. Beim Fällen von wichtigen Entscheidungen mag es helfen, wenn du dir vorstellst, wie du im hohen Alter auf dein Leben zurückschaust. Du stellst dir dann von dieser Metaposition aus schauend nacheinander beide möglichen Szenarien vor – und weißt sofort, welche die richtige Wahl ist.

Identifiziert sein

Wir Menschen sind mit unserem Ich, mit unserem Ego identifiziert und können uns aus diesem Grund nicht selbst mit klarem Blick sehen. Das Ego ist vielschichtig und soll unterhalb beleuchtet werden. Ego ist nichts Schlechtes: es hilft uns beim Leben und Überleben. Früher oder später ist es hilfreich zu lernen, das Ego einzuschalten, wenn es gebraucht wird, und es in den Schrank zu stellen, wenn es gerade keine Aufgabe zu erfüllen hat. Auf einem spirituellen Weg darf ein Werkzeug nicht das Sagen haben.

Der physische Körper

Diese Identifizierung beginnt auf der grobstofflichsten Ebene mit dem physischen Körper. Wir sind mit ihm aufgewachsen, sind in ihn hineingewachsen, haben ihn lieben und leiden gelernt, fühlen ihn sowohl von innen als auch von außen, sehen ihn von Kindheit an im Spiegel, wir riechen ihn, hören ihn und schmecken ihn. Unsere Sinne sagen uns: „Das bist du. Und dein Gegenüber, der mit der langen Nase, die mit den kurzen Haaren, das bist du nicht." Der physische Körper ist unsere Identität, und das erfüllt auch seinen Sinn: Wären wir nicht in der Lage, uns von anderen zu unterscheiden, würden wir wahrscheinlich bei jedem eigenen Schritt und auch bei den Schritten anderer, die wir beobachten, hinfallen!

Aber was geschieht nachts, wenn die Identifikation mit dem Körperlichen nicht mehr gegeben ist? Dann können wir fliegen, an mehreren Orten gleichzeitig sein und ganz anders aussehen als in der Realität. Was geschieht, wenn jemand im Koma liegt oder nach einem Herzstillstand klinisch tot ist? Er erinnert sich an die

Zwischenwelt und kommt zurück in „seinen“ Körper. Wer sind wir, wenn der physische Körper nicht mehr ist? Scheinbar sind wir nicht nur unser fleischlicher Körper, sondern auch Geist.

Auf der körperlichen Ebene gilt: Ich bin, was ich esse, wo ich wohne, wie ich mich bewege und wie ich mich prinzipiell um meinen Körper, um meinen vom Universum zur einstweiligen Verfügung gestellten Tempel kümmere. Vielleicht hilft dir das bei der Wahl deiner Diät, der Wohnungssuche und deinen körperlichen Belangen.

Der mentale Körper

Die nächstdichtere Ebene ist unser Mentalkörper, den wir in vielen Sprachen Verstand oder Kopf nennen. Dieser Körper ist subtil und vielschichtig. Er besteht aus unserem Denken, er ist das, was du in diesem Augenblick denkst. Er ist deine Vergangenheit, deine Erinnerungen, das kollektive Produkt deiner Freude und deiner Schmerzen. Er ist deine Zukunft, deine Wünsche, deine Sehnsucht, deine Träume, deine Projekte. Er ist die Summe deiner Erfahrungen.

Er ist deine Lebensphilosophie, deine Fähigkeiten, deine Erfolge und Misserfolge. Er ist alles, was du über dich und die Welt denkst. Doch was du denkst, wird durch deine Kultur, deine Sprache, deine Religion und die Vergangenheit deiner Kultur sowie deiner persönlichen Geschichte gesteuert. Kaum etwas ist wirklich „deins“.

Doch was geschieht während des Schlafs, wenn die Identifikation mit dem Mentalen unterbrochen ist, wenn deine Vergangenheit auf einmal nicht mehr so existiert, wie sie das tagsüber im Wachzustand tut? Was ändert sich, wenn eine Person im Koma liegt und (zumindest) nicht mehr so denkt wie vorher? Ist ein psychisch kranker Mensch nicht mehr derjenige, der er vor Beginn seiner Krankheit war?

Der mentale Körper ist mit dem physischen Körper verbunden und es ist möglich, das Mentale durch das Physische zu stimulieren, zu reizen, zu erwecken oder einzuschläfern. Dasselbe gilt genauso andersherum.

Auf der mentalen Ebene gilt nach dem historischen Buddha aus dem Dhammapada: „Wir sind, was wir denken. Alles was wir sind, entsteht mit unseren Gedanken. Mit unseren Gedanken erschaffen wir die Welt.“

Der emotionale Körper

Die emotionale Ebene ist noch subtiler und daher sind die Verstrickungen, die uns hier binden, weitaus schwieriger zu durchschauen als auf der körperlichen und der mentalen Ebene. Hier bist du mit deinen Gefühlen identifiziert. Ich bin, was ich fühle. Du bist mit deiner Freude, mit deiner Trauer, mit deiner Liebe und mit deinem Hass identifiziert. Deine Angst, dein Mut, dein fehlendes Selbstwertgefühl oder deine Arroganz hältst du für das, was dich ausmacht. Aber auch hier ist die Tatsache, dass all diese Gefühle Produkte deiner Vergangenheit sind. Du hast im Laufe deines Lebens gelernt, dass man froh ist, wenn man eine gute Nachricht bekommt oder wenn jemand einen mag, und dass man sauer reagiert, sobald ein anderer Mensch einen respektlos behandelt. Alle unsere Gefühle, wie auch unserer Gedanken sind kollektiv und gehören daher weder dir noch irgendeiner anderen Person. Sie sind lediglich vom Universum ausgeliehen.

Doch was geschieht, wenn sich die Gefühlswelt durch ein physisches, mentales oder emotionales Trauma oder eine Krankheit komplett ändert, oder der Mensch seine Gefühle verliert? Was geschieht, wenn die Liebe zu einer Sache oder zu einer Person plötzlich versiegt?

Der emotionale Körper ist wiederum mit dem physischen und dem mentalen Körper verbunden, und wie durch eine altmodische Restaurantküchentür kann man wahlweise vom einen Körper in den anderen gelangen oder jeden von ihnen durch Arbeit an einem anderen beeinflussen, heilen und auch krank machen, oder irgendwie anderweitig in seiner Entwicklung stützen oder hemmen.

In der japanischen Kultur kommt zusätzlich noch die Reinkarnationstheorie dazu. Du bist also nicht nur das, was du in diesem Leben erfahren hast, sondern alles, was du in allen vergangenen Leben erlebt hast, hat dich zu dem gemacht, was du bist.

Auf dieser Ebene gilt: Ich bin, was ich fühle. Die Wahl zwischen ärgerlich oder dankbar, liebevoll oder hasserfüllt, sollte uns in diesem Licht gesehen nicht allzu schwer fallen.

Die Einheit von Körper und Geist

In dem Interview, das Usui Sensei als Teil seiner Seminarunterlagen seinen Schülern mitgab, bejaht er die Frage, ob Reiki Geistheilung (jap. Shinrei Ryoho) sei. Im nächsten Satz führt er den Gedanken dann aber weiter, indem er erklärt, dass es auch als physische Therapie bezeichnet werden könne.

Der Grund dafür ist uns im letzten Abschnitt klargeworden: In dem Moment, wo ich den Körper behandele, werden Kopf und Herz gleichzeitig mit stimuliert. Arbeite ich mit der Sei Heki Chiryo (siehe Seite 105) an Kopf und Herz, wird gleichzeitig der Körper mitbehandelt und geheilt. Körper und Geist sind eins, und die Unterteilung, die wir in den westlichen Kulturen geschaffen haben, macht uns das Leben schwer.

Aber was hindert uns daran, diese Einheit zu erfahren? Es ist die Identifikation mit dem Vergänglichen.

Durch Scannen des QR-Codes hinten im Buch kannst du dir eine Meditation zum Loslassen der Identifizierungen von *Körper-Kopf-Herz* herunterladen. Viel Spaß auf der Reise!

Achtsamkeit

Das spirituelle Erwachen – als Prozess und nicht als Produkt gesehen – beginnt mit Achtsamkeit. Wir alle sind mehr oder weniger mit Körper, Kopf und Herz identifiziert, und der erste Schritt ist herauszufinden, auf welcher Ebene die Identifikation stärker und auf welcher anderen sie weniger stark ist. Du beginnst deine innere Arbeit am besten auf der Ebene, auf der die Identifikation schwächer ist, und arbeitest dann langsam auf die schwierigeren Ebenen hin.

Jetzt wird es Zeit für eine Bestandsaufnahme. Wenn auch auf der Seelenebene alles, so wie es ist, perfekt ist, gibt es auf der psycho-emotionalen Ebene wohl bei jedem Menschen zahlreiche Baustellen.

Werde dir zuallererst deiner hinderlichen Muster bewusst und wähle eines aus, das dich und dein Umfeld am meisten belastet. Arbeite mit täglicher Disziplin daran und behandele dich selbst mit der Sei Heki Chiryo, sofern du diese Methode im Jikiden Reiki gelernt hast. Für den Fall, dass du weißt, wo im Körper sich das psycho-emotionale Projekt äußert, gib dir täglich Eigenbehandlungen. Ist das Problem gelöst, gehst du auf die nächste Baustelle.

Sind die gröbsten Falten aus deiner Psyche herausgebügelt, und dein Charakter ist warm, sanft und glatt wie Seide geworden, lässt du von der psychologischen Arbeit ab und schaust auf das, was jenseits des psycho-emotionalen Selbst liegt.

Meditation

Usui Sensei verbrachte zwischen 1919 und 1922 drei Jahre in einem Zen-Kloster in Kyoto, auf das Unsterbliche gerichtet. Während der Meditationen im Kloster geht der Meister mit seinem Zen-Stock durch die Reihen der Schüler und hilft ihnen mit dem Stock, aber auch mit seiner Einsicht in das Wesentliche, den Blick auf das zu richten, was sich nie ändert, was immer genau so ist, wie es sein soll. Vielleicht rezitiert er ein Gedicht, oder er sagt: „Du bis nicht dein Körper, du bist nicht dein Geist, du bist weder Mann noch Frau, du bist weder deine Religion noch deine Sprache, deine Kultur oder dein Land. Du musst eins werden mit deiner Meditation, dann vereinen sich Himmel und Erde."

Jeder von uns ist mit den drei Aspekten von Körper, Kopf und Herz auf unterschiedliche Weise identifiziert. Der eine macht das, was er ist, an seiner Physis fest; der nächste identifiziert sich hauptsächlich mit dem, was er in der Welt (mit dem Kopf) „erreicht" hat oder darstellt. Der Dritte bewertet sich selbst und andere nach dem, was sie sind.

Nach seiner Erleuchtung auf dem Kurama-Berg ging Usui Sensei zurück in die Welt mit dem inneren Auftrag, eine Methode zu finden, die seinen Mitmenschen das näherbringen sollte, was er selbst erfahren hatte – allerdings ohne dass sie durch die Mühle passieren mussten, die er selber durchschritten hatte. Er wusste aber aus eigener Erfahrung, dass jemand spätestens nach einer spirituellen Erfahrung eine Tradition und einen spirituellen Lehrer braucht, und deshalb gründete er im April 1922 die Usui Reiki Ryoho Gakkai mit Sitz in Tokio. Das Resultat seiner Suche nannte er:

Shoufoku ni hihoo
Manbyo no ley-yaku

zu deutsch:

Die geheimnisvolle Kunst das Glück einzuladen
Die spirituelle Medizin für alle Krankheiten

Spiritualität bedeutet in der japanischen Kultur nicht unbedingt, abgewandt von der Gesellschaft mit verklärtem Gesicht auf dem Zafu (Meditationskissen) zu sitzen und in höheren Sphären zu schweben, es bedeutet, mit beiden Beinen fest auf der Erde zu stehen, ja mit ihr verwurzelt zu sein. Das heißt, dass das Spirituelle und das Weltliche ein Paket sind: Der einzige Unterschied ist die Art und Weise, wie der Mensch mit beidem umgeht. Geht er mit dem Spirituellen pragmatisch und mit dem Weltlichen spirituell um, geht es ihm und seinen Mitmenschen sowie dem Raum, in dem er sich bewegt, gut.

Wir wollen also das Spirituelle nicht vom Weltlichen trennen und lernen, beidem den Platz im Leben zu geben, der ihnen gebührt. Der Mensch ist aus einer köstlichen Einheit von Fleisch,

Psycho-Emotionalem und Seele gemacht und nur in ihrer Einheit, in ihrem harmonischen Zusammenspiel wird das Lied des Lebens zur Sinfonie.

Trotzdem braucht angewandte Spiritualität einen gewissen Nährboden, der mit Respekt, Wohlwollen allen Lebewesen und der Natur gegenüber, Freundlichkeit, Bescheidenheit und Güte angereichert ist. Um diesen Qualitäten die Zuwendung zu geben, nach der sie verlangen, bedarf es zuallererst der Entschleunigung und dadurch einer Besinnung auf das Wesentliche. Ist dein Leben zu arbeitsreich und stressig, bleibst du selbst auf der Strecke.

Möglicherweise ist der Umzug auf eine abgelegene griechische Insel nicht die Medizin für jedermann; die Kunst ist, mitten im Leben einen ruhenden Pol im eigenen Herzen zu finden und sich täglich mindestens für ein paar Minuten dorthin zurückzuziehen, um die müden Batterien wieder aufzuladen und sich auf das Wesentliche auszurichten.

Ob du das Entschleunigen mit Spazierengehen, Tanzen, Musik hören/machen, Atemübungen, Tai Chi oder Meditation bewerkstelligst, ist eigentlich nebensächlich. Erfahrungsgemäß sind Atemübungen als Einstieg der schnellste und auch sicherste Weg, im wahrsten Sinne des Wortes herunterzukommen. Die Reise geht vom Kopf in den unteren Bauch.

Unser Atem ist der Schlüssel zu einem glücklichen, entspannten und friedlichen Leben, vorausgesetzt, er geht ganz von alleine vierundzwanzig Stunden lang in den Tanden, zwei bis drei Fingerbreit unter dem Bauchnabel. Usui Sensei unterrichtete zu diesem Zweck folgende Technik:

Joshin Kokyu Ho

Für die Atemübung *Joshin Kokyu Ho* kannst du durch Scannen des QR-Codes hinten im Buch eine von mir gesprochene ausführliche Anleitung herunterladen. Hier einige allgemeine Hinweise und die Erklärung in Kurzform.

Diese Technik sollte zunächst nicht länger als drei bis fünf Minuten geübt werden. Wenn du dich schwindelig oder benommen fühlst, hast du dich schon übernommen. Beende die Übung in diesem Fall sofort, atme in deinem natürlichen Atemrhythmus und nimm dir ein bisschen Zeit, bevor du zu dem zurückkehrst, was du zuvor gemacht hast.

Atme durch die Nase und stell dir vor, dass du eine Mischung aus Luft und Reiki-Energie durch die höchste Stelle deines Kopfes (das Kronenchakra) einatmest. Zieh den Atem bis in den unteren Bauch hinein, in den Tanden.

Halte den Atem und die Energie dort für einen Moment. Während du den Atem anhältst, stell dir vor, wie sich die Energie in deinem Körper und Energiekörper ausbreitet, alle Bereiche ausfüllt und sie anreichert. Lass den Nektar fließen ... und atme anschließend langsam und bewusst aus. Halte den Atem nur ein paar Sekunden an, du brauchst heute keinen neuen Weltrekord aufzustellen! Finde deinen eigenen Rhythmus.

Atme durch den Mund aus und stell dir während des Ausatmens vor, dass du gleichzeitig auch die angesammelte Energie aus deinen Fingern, Fingerspitzen, Füßen und Zehen ausatmest.

Diese Übung kannst du allein machen, um „deine" Energie zu erhöhen, oder du übst es während einer Behandlung. Atmest du so während einer Behandlung, stelle dir vor, dass du hauptsächlich durch Mund und Hände – die auf dem Körper des Klienten ruhen – ausatmest. Du wirst überrascht sein von dem „Turbo-Reiki-Effekt". Verlängere langsam die Zeit, in der du so atmest, bis es ganz normal und natürlich wird.

Das Geheimnis der goldenen Blume

Diese taoistische Technik hat meines Wissens nach nichts mit Reiki zu tun, soll aber hier auch erwähnt werden. Vielleicht ist sie etwas für dich: Atme durch deinen Kopf – durch das Kronenchakra – Licht ein und stell dir gleichzeitig vor, dass du Dunkelheit durch die

Fußsohlen einatmest. Licht und Dunkelheit treffen und vermischen sich im Tanden ...

Gassho-Meditation

Welche Meditationstechnik Usui Sensei praktiziert hat, als er auf dem Kurama-Berg dem Tod entgegengefastet hat, ist nicht bekannt. Wir wissen noch nicht einmal, ob er überhaupt eine bestimmte Technik benutzt hat: das Beste kommt immer unerwartet! Seine Schüler wies er nach 1922 in die Gassho-Meditation ein.

Falte deine Hände in Gassho-Haltung. Gassho bedeutet, mit vor der Brust gefalteten Händen so zu sitzen, dass zwischen den Handflächen entweder kein Platz oder nur sehr wenig Platz vorhanden ist. Die Finger liegen entspannt aneinander und über dem entsprechenden Finger der anderen Hand. Unter den Achseln ist genug Platz für eine Faust und die Fingerspitzen sind vor der Stirn auf der Höhe der Augenbrauen.

Richte deine Aufmerksamkeit nun auf die Stelle, wo sich die Mittelfinger berühren. Achte gleichzeitig darauf, was in deinen Handflächen und in den Fingern passiert. Wahrscheinlich empfindest du Wärme, ein Pulsieren oder Kribbeln in manchen Teilen oder in der ganzen Hand und den Fingern. Das ist Reiki! Richte die Aufmerksamkeit mindestens 25 Minuten lang auf diesen Prozess. Achte insbesondere auf die Mittelfinger, da diese den höchsten Energieoutput haben. Wenn die Zeit, die du dir für diese Meditation genommen hast, vorbei ist, senke die Hände und bleibe noch einige Minuten sitzen, bevor du zum Alltag zurückkehrst.

Zazen

Während seines dreijährigen Aufenthalts im Zen-Tempel hat Usui Sensei Zazen praktiziert, und diese herrliche Meditationstechnik soll hier kurz beschrieben werden. Die einfachste Beschreibung dessen, was im Zazen geschieht, ist „Shikan Taza“ – einfach absichtslos sitzen wie ein Baum oder ein Felsen.

Du setzt dich auf ein Zafu oder auf ein Kissen und kreuzt die Beine im Halblotus oder Lotussitz. Manche Schulen lehren, dass das linke Bein über dem rechten liegen soll, andere machen es genau andersherum. Schau mal, was dir besser gefällt. Kannst du nicht in der Lotusposition oder in der Halblotusposition sitzen, tut es eine Meditationsbank oder auch ein ganz normaler Stuhl auch. Die Hände liegen auf den Handrücken im Schoß, so dass Finger und Daumen vor der Körpermitte aneinanderliegen, oder aber du umfasst mit der rechten Hand den linken Daumen liebevoll. Der Zeigefinger der linken Hand liegt entspannt über den Knöcheln der rechten Hand.

Die Erforschung des Selbst

Eine wunderbare Technik, die Identifikation mit Körper, Kopf und Herz zu brechen, wurde von dem indischen Guru (im besten Sinne) Ramana Maharshi gelehrt. Er empfahl, jeden Gedanken und jedes Gefühl auf die folgende Art zu hinterfragen:

Wenn du dich bei einem Gedanken ertappst, frage dich: „Wer denkt diesen Gedanken?" Wenn es ein Gefühl ist, frage dich: „Wer fühlt dieses Gefühl?" Du antwortest dir dann: „Ich denke diesen Gedanken" oder „Ich fühle dieses Gefühl." Als nächstes fragst du dich selbst: „Wer bin ich?", und anstatt nach der Antwort für diese unbeantwortbare Frage zu suchen, badest du in einer köstlichen Stille, die sich langsam vom Himmel auf dich herabsenkt.

Positive Gewohnheit schaffen

Und nicht zuletzt ist Reiki selbst Meditation ...

Zu Usui Senseis and Hayashi Senseis Zeiten wurden die Gedichte des Meiji-Kaisers rezitiert, um den Geist zu reinigen und den inneren Dialog zu stoppen. Da das aber für uns Westler eher befremdlich erscheinen mag, ist Meditation, eine gute Wahl – vielleicht bist du unter den oben vorgestellten Techniken ja schon fündig geworden. Es gibt unzählige Meditationstechniken und mindestens ebenso viele Möglichkeiten, sie zu lernen. Prinzipiell unterscheidet sich Meditation in aktive und passive Meditationstechniken und in solche, die mit offenen oder geschlossenen Augen praktiziert werden.

Der wichtigste Aspekt der privaten Meditationspraxis ist, dass du eine Methode findest, die zu dir passt. Falls die Gassho-Meditation aus dem Reiki dir nicht zusagt, schau zuerst einmal in deine eigene spirituelle Tradition. Als gläubiger Christ zum Beispiel besorgst du dir vielleicht Bücher über Johannes vom Kreuz, Meister Eckhart oder Theresa von Avila. Spricht dich eher eine andere spirituelle Richtung an, gibt es unendliche Möglichkeiten. In allen Religionen existiert eine gut dokumentierte Meditationspraxis, und auch wenn dir die organisierten Religionen nicht weiterhelfen, findest du mit Sicherheit auch einen von Religion unabhängigen Lehrer.

Hast du einmal eine Technik ausgewählt, bleibe mindestens drei Monate täglich dabei. Anfangs wird die Technik scheinbar großartige Veränderungen in dein Leben bringen, und später flacht sie offenbar ab. Das ist genau der Punkt, an dem du bitte weitermachst. Du hast dich in den letzten Monaten stark verändert, bemerkst aber diese Veränderung selbst nicht mehr. Du bist innerlich still geworden und die Zeit der spektakulären Entwicklung ist vorerst vorbei. Aber die Menschen in deinem Umfeld bemerken, dass du anders geworden bist. Nach ein paar Jahren der täglichen Meditation wird das Meditieren zu einem ganz normalen täglichen Bedürfnis, wie essen, trinken oder atmen!

Liebe, Empathie und Mitgefühl

Der Anfang der spirituellen Entwicklung eines Menschen ist ichbezogen. Man arbeitet an sich selbst, dreht sich um seine eigene Achse, und alles, was man denkt, fühlt und tut, zielt auf die eigene Innenschau und Selbstverwirklichung ab. Im Bezug auf Reiki integriert man die ersten vier Regeln der Gokai (Reiki-Lebensregeln, siehe nächstes Kapitel) in sein tägliches Leben – und dann wandelt sich der Fokus. Das Ego wird in jeder seiner Aktionen durchschaut und so ausgehungert. Nach Usui Sensei wird „der Geist Gott- oder Buddha-artig und es wird zum Lebensziel, seinen Mitmenschen zu helfen“.

Endlich entdeckt der Suchende Liebe, Empathie und Mitgefühl, die jenseits von Kopf und Herz angesiedelt sind. Es gibt kaum Menschen, die tatsächlich liebesfähig sind, weil Liebe erst möglich ist, sobald das Ego durchschaut und dadurch unschädlich gemacht worden ist.

Hier offenbart sich die fünfte Lebensregel: Hito ni shinsetsu ni – sei nett zu deinen Mitmenschen. Mitgefühl ist das Erblühen von angewandter, in jedem Lebensmoment gelebter Spiritualität. Und das ist Reiki.

Die traditionelle buddhistische Übung namens Tonglen hilft dir dabei, Liebe und Mitgefühl zu entwickeln – nicht nur für dich, auch für andere, ob sie dir nun lieb sind oder nicht. Eine Anleitung für *Tonglen* kannst du hinten im Buch durch Scannen des QR-Codes herunterladen.

Läuterung

In allen spirituellen Schulen der Menschheit ist Läuterung eines der Hauptthemen. Der Grund dafür ist einleuchtend: Ein Mensch, der sich spirituell entwickelt, lernt seinen Geist optimal auszurichten. Ein nicht fokussierter Geist hat keine Kraft, weil er von einer Unzahl von wahllosen Gedanken heimgesucht wird. Lehrt sich der Kopf von dem Unnützen, steht ihm ein Vielfaches der Energie zur Verfügung, die er für die Verwirklichung seiner Gedanken und Gefühle nutzen kann.

Das ist wunderbar und hilfreich, aber gleichzeitig auch potenziell gefährlich. Sind Kopf und Herz noch nicht geläutert, kann sich diese Stärke zu Ungunsten auswirken, zum Beispiel durch die Manipulation von anderen oder Selbstzerstörung.

Herz und Kopf sind eine Einheit. Sie sind ein Liebespaar, das auch als solches behandelt zu werden verdient. Und es gibt mindestens zwei gute Gründe, eine partnerschaftliche Liebesbeziehung einzugehen.

Der erste ist biologisch: Eine gute Welt braucht gute Kinder. Kinder, die nicht konditioniert und engstirnig sind und mit aufrechtem Gang durch eine an ihnen gesundende Welt gehen. Nach Usui und Hayashi Sensei ist der Mensch der spirituelle Anführer der Existenz und soll als solcher Verantwortung sowohl für sich selbst als auch für den Planeten übernehmen. Sind Herz und Kopf in Liebe geeint, ist das biologische Produkt eines, das die Welt und ihre Leiden heilt.

Der zweite Grund ist in Bezug auf den Menschwerdungsprozess beider Partner, ganz praktisch. In einer Liebesbeziehung werden beide ständig mit sich selbst konfrontiert; man hält sich gegenseitig den Spiegel vor und so werden egoistische Muster entlarvt, aufgedeckt und eingestellt. Sowohl eine gesunde zwischenmenschliche Beziehung als auch eine ausgeglichenen Beziehung zwischen Kopf und Herz läutern ihre Partner und sind im Endeffekt auf der spirituellen Ebene dafür da, das Ego auszulöschen.

Es ist nicht leicht, ganz auf sich alleine gestellt an sich selbst zu arbeiten. Entweder eine spirituell ausgerichtete Partnerschaft oder aber die Hilfe eines spirituellen Lehrers sind unermesslich. Derjenige, der beides hat, kann sich glücklich schätzen. Jeder Mensch ist auf die eigene mehr oder weniger liebenswerte Art betriebsblind. Wer schon einmal versucht hat, sein eigener Therapeut zu sein, kann ein Lied davon singen: Es kann nicht funktionieren.

Leerheit

Im Herz-Sutra, dem zentralen Text des Buddhismus, der das Herz des japanischen Mahayana-Buddhismus beschreibt, erklärt der Buddha, dass alle Phänomene in ihrer Natur leer sind.

Leerheit mag ein Prinzip sein, das dich erschreckt, weil du denkst, dass Leerheit etwas Negatives ist. Schaust du aber mit Achtsamkeit auf die Leerheit in deinem Inneren oder aber auf die Leerheit der Dinge, füllt sich das Herz mit dem Nektar der Stille. So wird aus Leerheit eine überschäumende Fülle.

Das Ego ist unsere Identität, die immer und immer wieder in jedem Lebensaugenblick wiederhergestellt, energetisiert und aufrecht gehalten werden muss. Wir tun das mit Hilfe unserer Sprache, unserer Gedanken und Gefühle, mit unserer Unbewusstheit. Jemand, der sich von seinem Ego, von seinem Ichbewusstsein leiten lässt, wird prinzipiell leiden und sein Leiden mit denjenigen in seinem Umfeld teilen. Unzählige New Age-Techniken und -Philosophien, die sich auch im westlichen Reiki durchgesetzt haben, sind in diesem Licht gesehen purer Egoismus. Immer wenn es um Vor- oder Nachteiliges geht, wenn eine Technik dafür genutzt wird, etwas zu bekommen, zu erreichen oder zu ändern, ist Reiki fehl am Platz.

Die Liste der „Do's and Don't's" im Reiki kannst du also mit gutem Gewissen aus deinem Repertoire streichen. Von allen „Regeln", die Angst und Schuldgefühle schüren, wollen wir uns trennen, bis nichts mehr übrig bleibt als ... das, was sich nicht beschreiben lässt. Vor allem sollten wir bestimmte Techniken nicht mit Reiki verwechseln. Reiki ist weder eine Technik, noch braucht es Techniken. Ich werde manchmal gefragt, welches Reiki ich privat benutze – eine verwirrende Frage. Es gibt nur ein Reiki ... alles andere ist Illusion und Egogeplänkel.

Einmal durchschaut, verliert das Ego die Herrschaft über die individuelle Persönlichkeit und das Sein übernimmt das Steuer. Das wiederum heißt allerdings nicht, dass das Ego nun verschwindet. Es bedeutet jedoch, dass es nun keine Macht mehr hat, die Entscheidungen desjenigen zu bestimmen. Du erinnerst dich an den Begriff der Miko: Jemand, dessen Ego ausgeschaltet ist, lässt sich vom Himmel leiten und gibt sich dem Schicksal mit Demut hin. Eine demütige Haltung gestattet den damit gesegneten, mit einem Ja durch das

Leben zu gehen ... wobei es ab und an wichtig sein mag, jemandem, der sich selbst und anderen schadet, Grenzen zu setzen.

Ja sagen

Alles im Leben hat seinen Platz, das ist auch für uns als Reiki-Behandler essentiell. Geburt und Tod, Gesundheit und Krankheit, Reichtum und Armut, Jugend und Alter. Alle Freude und alles Leiden auf der Welt gehören dazu und trotzdem richten wir im Reiki unsere Aufmerksamkeit auf das Verstehen der inneren Prozesse und das Aushungern hinderlicher Verhaltens- und Denkmuster. Praktisch gesehen ist Krankheit ein Ungleichgewicht, das durch eine verhältnismäßig zu hohe Schadstoffbelastung zustande kommt. Absolute Gesundheit ist daher eine Illusion: Der Körper oszilliert zwischen „gesund sein" und „krank sein", und früher oder später müssen wir ihn ganz zurücklassen. Krankheit ist demnach beim Reiki in unserer praktisch ausgerichteten Byosen-Arbeit nichts Schlechtes. Der Körper lagert Schadstoffe ab, die er nicht verbrennen oder ausscheiden kann – und tut uns damit einen Gefallen: Er hält uns so lange wie möglich am Leben!

Also sagen wir Ja zur Krankheit unserer Klienten, unabhängig davon, wie schwer sie auch sein mag. Die Hilfe für den Leidenden kommt von oben: wird die Seele des Klienten in der Behandlung gekitzelt, macht sich ein Lächeln auf seinen Lippen breit. Auch wenn er es selbst nicht merkt, hat er sich an seinen natürlichen Seinszustand erinnert. Diese Erinnerung ist ein Zustand von Leerheit; da wir mit dieser Leere aber nicht umgehen können, sagen wir dann „ich bin eingeschlafen ..." Nichts ist weiter von der Wahrheit entfernt!

Vergänglichkeit

Wie man am japanischen Umgang mit Katastrophen wie Erdbeben, Tsunamis und havarierten Atomkraftwerken sieht, zieht sich das

Thema Reinkarnation durch alle Lebenslagen. Wirst du in diesem Leben kein weltbekannter Maler, strengst du dich trotzdem an, und erreichst dein Ziel vielleicht im nächsten Leben oder in einem irgendwann einmal darauffolgenden. Stirbt ein Mensch, tut das auf der persönlichen Ebene zwar genauso weh wie bei uns, aber der Tod ist für den Japaner weniger Tabu als für die meisten von uns.

Im Shintoismus sowie im Buddhismus ist Vergänglichkeit das Einzige, worauf man sich im Leben verlassen kann. Nichts bleibt für immer bestehen: Die Welt dreht sich, ohne uns nach Erlaubnis oder Einverständnis zu fragen. Das Rad von Geburt, Leben, Tod und Wiedergeburt dreht sich in seinem eigenen Rhythmus.

In Bezug auf die Vergänglichkeit der Gesundheit und ultimativ der Vergänglichkeit des physischen Körpers stellt sich im Reiki immer wieder die Frage, ob unser Anliegen die Erhaltung der Gesundheit, des Lebens ist, und/oder der Umgang mit allem, was dazugehört.

Leben und Tod sind eins, sie sind weder Anfang noch Ende. In Bezug auf Krankheit und Leiden können wir uns den Luxus der Bewertung von gut oder schlecht nicht erlauben, und arbeiten absichtslos. Selbstverständlich beginnen wir eine Behandlung oder Behandlungsreihe, weil wir dem Klienten helfen möchten, aber in dem Augenblick, in dem wir die Hände auflegen, lassen wir von unserem eigenen Wollen ab und lassen das Universelle fließen. Stelle ich mich mit meinem kleinen Ich gegen den Strom des Lebens in der Meinung, dass die Situation des Klienten nicht so sein soll, wie sie offensichtlich im Moment ist, ist das purer Egoismus. Benutze ich meine eigene Energie – sprich Ego –, um jemanden „hier zu behalten“, werde ich müde und stelle mich auf eine Stufe, die mir als Mensch nicht gebührt. Demut und Bescheidenheit stellen sich mit der inneren Haltung ein, das wir lediglich ein Kanal für die kosmischen Kräfte sind und so sagen: Dein Wille geschehe.

Absichtslosigkeit

Im Reiki gibt es daher nur ein Ziel, und das ist, Seele/Geist/Essenz-göttlichen Funken des Empfängers zu berühren und so in Bewegung und zum Erwachen zu bringen. Alles andere geschieht von ganz alleine. Das Leben wird nicht durch eine Krankheit beendet, sondern durch den Tod, der immer genau zur richtigen Zeit am richtigen Ort auftaucht – auch wenn wir das ungern akzeptieren wollen.

Der Buddhismus besagt, dass nichts ohne etwas anderes existieren kann: Das Leben ist immer im Einklang mit der Existenz, nur der Mensch wehrt sich mit Händen und Füßen dagegen, weil er meint, dass er es besser weiß.

Die normale menschliche Entwicklung stolpert durch zwei von drei Phasen: In der ersten Phase denkt der Mensch, dass er ein Opfer des Universums und der Kräfte ist, die um ihn herum herrschen. Auf der zweiten Stufe glaubt er, dass er Gottes Geschenk an die Menschheit ist und dass seine Gedanken den Lauf der Gestirne lenken. In dieser Phase befinden sich viele der New Age-Akteure. Auf der dritten Stufe, auf der das Stolpern zum Tanz mit dem Universum wird, weiß der Tänzer, dass alles zusammengehörig ist und dass Sonne und Mond, Frau und Mann, Bergspitzen und tiefe Schluchten, Krankheit und Gesundheit, Krieg und Frieden, Armut und Reichtum, Leben und Tod nur in der Partnerschaft, Hand in Hand existieren können.

Der Buddhismus besagt auch, dass Leben und Leiden untrennbar verbunden sind, dass es aber einen Ausweg aus dem Leiden gibt: und zwar die bedingungslose Akzeptanz des natürlichen Leidens und das Anhalten des vermeidbaren Leidens. Reiki gibt uns diese Möglichkeit in jeder Behandlung und mit jedem Reiju in die Hand.

Vor einer Behandlung besteht der Wunsch zu helfen, also eine klare Intention. Bei der Behandlung wird diese allerdings losgelassen und wir geben unser „Wollen“ an etwas Größeres ab. Intention in einer Reiki-Behandlung ist ein Ego-Trip, und von dem Egoistischen wollen wir uns ja mit Reiki verabschieden.

Während einer Reiki-Behandlung tut man buchstäblich gar nichts. Auch unsere westliche Idee, den Geist während der Behandlung leer zu machen, wird ein japanischer Lehrer nicht nachvollziehen können, weil auch das wieder ein verstecktes Tun ist.

Die Person, die eine Reiki-Behandlung gibt, ist unwesentlich, und je mehr sie in der Lage ist, sich herauszunehmen, desto besser ist die Wirkung. Der Reiki-Behandler wird so entspannt und offen wie ein Fenster.

Chiyoko Sensei sagte auf Fragen diesbezüglich immer: „Ihr denkt zu viel. Reiki ist das Einfachste in der Welt: Legt einfach nur die Hände auf!“

Erwachen

Das Erwachen wird sowohl im indischen als auch im japanischen Buddhismus mit dem Erblühen einer Lotusblume verglichen. Blütenblatt um Blütenblatt öffnet sich – doch wir haben nicht den Luxus, uns den Wecker selbst zu stellen. Erwachen ist also nicht etwa ein Zustand, sondern ein Prozess, der uns täglich begleitet und so wahrgenommen und gefeiert zu werden verdient. Lass uns das mit Freude und Demut zelebrieren.

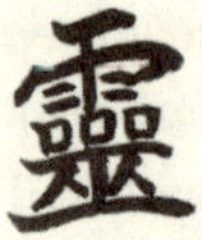

Tamashii – *Seele*

7

Behandlungsphilosophie – die Reiki-Lebensregeln

In den folgenden Kapiteln soll es noch einmal konkret um das Leben von Reiki als spirituellen Weg gehen. Die grundlegenden Pfeiler der Reiki-Praxis sind auf philosophischer Seite die Gokai, die Reiki-Lebensregeln, über die wir gleich ausführlich reden werden. Auf der praktischen Seite ist es der Byosen, der im nächsten Kapitel kurz besprochen wird. Und der eigentliche Pfeiler, das bist du. Du bist Reiki.

Wie schon beschrieben, ist Reiki keine Religion oder Sekte und es ist nicht notwendig, dafür einer spezifischen Lebensphilosophie zu folgen. Usui Sensei wollte eine Methode mit der Menschheit teilen, die für alle funktioniert und die jedem Menschen zu Glück, Gesundheit und Lebensfreude verhilft.

In den Anfangstagen seiner Arbeit bemerkte er, dass manche der Menschen, die er behandelt hatte, später wieder mit ähnlichen oder den gleichen Problemen zu ihm kamen. Lassen wir ihn selbst zu Wort kommen mit diesem Auszug aus dem Kokai Denju (die Anmerkungen in Klammern sind von mir):

„Zuerst muss der Geist geheilt werden. Mit Reiki wird der Geist (kokoro) Gott oder Buddha ähnlich, und es wird zum Lebensziel, seinen Mitmenschen helfen zu wollen. So (durch die Buddha-Ähnlichkeit) macht man sich selbst und andere glücklich.“

Um den Geist zu heilen, lehrte Usui Sensei zwei Techniken. Die sogenannte Sei Heki Chiryo (im westlichen Reiki die Mentalbehandlung) und die Gokai, die fünf Reiki-Lebensregeln.

Jede spirituelle Schule in Japan, aber auch jede japanische Institution wie zum Beispiel eine Grundschule, folgt einer klaren Zielsetzung. Diese wird oftmals an einem strategischen Punkt in der Institution, im Plenarsaal oder im Büro des Rektors, auf einer Schriftrolle/Kalligraphie öffentlich sichtbar ausgestellt. In der Usui Reiki Ryoho Gakkai und im Hayashi Reiki Kenkyukai waren das die fünf Lebensregeln, die ethische Grundlage der Reiki-Arbeit. Die Lebensregeln bestehen aus fünf einfachen Regeln, die in unmissverständlichem Japanisch für jedermann lesbar und sofort anwendbar sind. Sie sind weder mystisch noch geheim, und jeder Japaner wird, während er sie liest, sofort mit dem Kopf nicken und lächeln. Zeig sie also mit gutem Gewissen deinen japanischen Freunden.

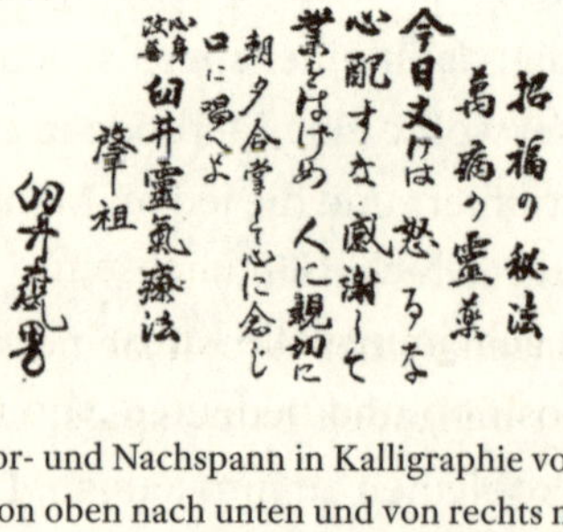

Die Gokai mit Vor- und Nachspann in Kalligraphie von Ushida Sensei
(zu lesen von oben nach unten und von rechts nach links)

Gokai: Der Vorspann

Das Wort Gokai besteht aus zwei chinesischen Schriftzeichen (Kanji). Das Wort Go bedeutet „fünf" und das Wort Kai bedeutet „Regel", also zusammen ganz einfach „fünf Regeln". Sie haben, wie du auf der Abbildung auf der gegenüberliegenden Seite sehen kannst, einen Vorspann sowie einen Nachspann. Die eigentlichen Regeln stehen (von rechts aus gezählt) in den senkrechten Spalten 3, 4 und 5. Zusammengestellt wurden sie von Usui Sensei, um seinen Schülern ein ethisches Fundament zu geben, auf dem sie ein glückliches, erfülltes, gesundes und lebensfrohes Leben aufbauen können. Sie entsprechen dem Zeitgeist des frühen zwanzigsten Jahrhunderts in Japan und sind nicht als moralisches Mauerwerk für die Reiki-Arbeit gedacht, sondern als praktische Landkarte deiner inneren Entwicklung. Wenn du den Lebensregeln so gut, wie du es vermagst, folgst, wirst du glücklich sein, und auf allen Ebenen gesund und ganz, auch wenn der Körper kränkelt. Das ist ein Versprechen.

Du kannst dein Leben zum Glück nicht nach deinen ich-zentrierten Vorstellungen manipulieren. Wir haben die Tendenz, das Leiden vermeiden zu wollen und das Vergnügen zu suchen. Hätten wir die Wahl, gäbe es in unserem Leben nur bedingungslose Liebe, Gesundheit, Erfolg und Geldsegen. Aber so würden wir nichts lernen. Das Herz wird durch Schmerz, Krankheit, Verlust und Co. geläutert.

Der Vorspann (Spalte 1 und 2 von rechts) lautet:

Shoufuku no hihoo

Manbyo no Reiyaku

Shoufuku bedeutet „Glück, Glücklichsein"

Hihoo bedeutet „geheimnisvolle Kunst"

No ist eine Präposition und bedeutet „von (jemandem oder etwas)", „des", „dessen".

Zusammen: Die geheimnisvolle Kunst das Glück (einzuladen), die spirituelle Medizin für alle Krankheiten.

Die Überschrift der eigentlichen Lebensregeln ist das, was dem Ganzen den angemessenen Kontext gibt:

Kyo dake wa

Kyo bedeutet „heute"

Dake bedeutet „nur"

Wa ist eine japanische Präposition, die uns erklärt, dass alles im Anschluss Folgende auf diese Überschrift bezogen ist.

Zusammen: Nur heute (Folgendes) ...

Demnach ist die Überschrift „Kyo dake wa" (Spalte 3 oben) der Schlüssel zum erfolgreichen Integrieren der Gokai. Mit dem „nur heute" nimmt Usui Sensei uns ein unerträgliches Gewicht von den Schultern. Er hilft uns, die Aufmerksamkeit auf diesen Augenblick zu richten. In diesem Augenblick ist immer alles so, wie es sein soll. Wir erschaffen Schwierigkeiten im täglichen Leben immer dadurch, dass wir unsere Gedanken entweder in die Zukunft oder in die Vergangenheit projizieren. Wir bewerten Situationen, andere Menschen und uns selbst immer durch Vergleiche mit dem, was war, oder aber mit dem, was unserer Meinung nach in der antizipierten Zukunft so und so sein sollte.

Wenn dir jemand sagt, du solltest dieses oder jenes, was dir zu disziplinieren Schwierigkeiten bereitet, von nun an nie mehr tun, gibst du schon auf, bevor du angefangen hast. Aber „kyo dake wa", nur heute, nur in diesem Augenblick und voraussichtlich in dem Augenblick, der aus dem jetzigen erwacht, ist es möglich, erleuchtet zu handeln und unsere hinderlichen Verhaltensmuster zu durchbrechen.

Hinderliche Gedanken und Gefühle, die aus der Vergangenheit entstanden sind, vergiften unsere Gegenwart und damit auch unsere Zukunft. Je öfter ein negatives Muster wiederholt wird, desto kraftvoller brodelt es in deinem Inneren. Nimm die Zügel in die Hand und beginne in diesem Augenblick damit, das Negative zu identifizieren. Ist das geschehen, kannst du damit beginnen, die ungewollten Muster langsam auszuhungern. Jeder Gedanke, jedes Gefühl, das du im Inneren hegst, braucht deine Mitarbeit und deine Energie, um existieren zu können.

Auch wenn der Gedanke/das Gefühl scheinbar von außen auf dich einströmt, zum Beispiel durch eine Sinneswahrnehmung verursacht, ist es nun an dir, dem Gedanken oder dem Gefühl Form zu verleihen. Du gibst ihm Kraft und führst ihn mehr oder weniger bewusst fort. Lässt du dich allerdings nicht auf den Gedanken oder das Gefühl ein und verweigerst deine Mitarbeit, kann es nicht lange bestehen und löst sich auf ... bis der nächste Gedanke oder das nächste Gefühl kommt. Mit dem verfährst du ebenso, bis es früher oder später still wird und die innere Leere sich mit köstlichem Nektar füllt. Auch hier kannst du die zuvor beschriebene Erforschung des Selbst von Ramana Maharshi (Seite 72) benutzen.

Der Prozess des Bewusstwerdens ist langwierig und beschwerlich. Viele der elektrischen Schaltkreise in deinem Geist sind auf negative Art verkabelt. Sie müssen zuerst identifiziert und anschließend unschädlich gemacht werden. Das ist so, als würdest du alle elektrischen Leitungen in deinem Haus aus der Wand reißen, um neue, besser funktionierende Leitungen zu verlegen. Diese innere Arbeit tut weh, aber mit dem Vertrauen auf Usui Senseis Versprechen „Shoufuku no hihoo, manbyo no reiyaku" wissen wir, dass der Schmerz vorübergehend ist und der Lotus aus dem Schlamm der Sonne entgegenwächst.

Die fünf Regeln

Ikaru na

Ikaru bedeutet „ärgern"

Na bedeutet wörtlich betrachtet „nicht"

Zusammen: Ärgere dich nicht

Das Wort Ikaru (Spalte 3 unten) hat im Japanischen einen explosiven Charakter und beschreibt eine Art von Ärger, die dir den Atem nimmt. Durch das zweite Wort na ändert sich allerdings die Atmosphäre des Gesagten. Na ist ein Wort, das nicht zwischen gleichaltrigen und gleichrangigen Menschen benutzt wird. Es kommt immer von einer Meta-Perspektive, es ist ein „Großmutter-Wort". Es hat keine moralische Bedeutung im Sinne von „wenn du dich ärgerst, kommst du in die Reiki-Hölle", sondern es wird von jemandem gesagt, der mehr Erfahrung hat als du. Dieser jemand sagt dir, dass du mit dem Ärger deine Zeit und Energie vergeudest, die du, statt sauer zu sein, kreativer einsetzen könntest. Er sagt dir auch, dass du dich und deine Umwelt mit dem Ärger krank machst. Wer möchte schon mit einem ärgerlichen Menschen zusammenleben? Du etwa? Mit dir selbst?

Bevor du lernen kannst, mit deinem Ärger umzugehen, musst du erst einmal die Verantwortung dafür übernehmen. Das Wort Verantwortung ist ursprünglich eine Übersetzung des Wortes respondere (antworten) aus dem Lateinischen. Verantwortung übernehmen heißt also, angemessen auf eine Situation zu antworten, zu reagieren. In diesem Sinne Verantwortung für alles, was sich in deinem Leben abspielt, zu übernehmen, ist großartig und nimmt ihm – ganz gegen deine Erwartung – die Schwere. Was bleibt, ist Leichtigkeit.

Auch wenn ein Gedanke oder ein Gefühl scheinbar durch eine Situation, eine Tat oder das Gesagte eines anderen erweckt wird, kann immer nur etwas, was in dir vorhanden ist, gespiegelt werden. Nehmen wir mal an, jemand hätte keinen Ärger in sich und er wird von einem anderen provoziert: Es geschieht nichts, gar nichts. Also übernimm die Verantwortung für das, was du fühlst und denkst. Nur so kann sich etwas zum Positiven ändern.

Shinpai suna

Shinpai bedeutet „sorgen"

Suna kommt vom Verb suru und bedeutet „tun". Das na am Ende bedeutet wiederum „nicht"

Zusammen: Sorge dich nicht

Die ersten beiden Lebensregeln beziehen sich auf die giftigsten Seinszustände des modernen Menschen. Wir alle vergiften uns täglich mit unserem Ärger und unseren Sorgen. Wie gerade besprochen entsteht Ärger meistens aus unserem Umfeld. Sorgen entstehen dadurch, dass wir sie uns selbst machen. Aus diesem Grund sagt Usui Sensei: Shinpai suna, wörtlich: Mach dir keine Sorgen (Spalte 4 oben). Zuerst hast du einen Gedanken, und dann beginnst du ihn zu modifizieren. Sagen wir mal, du findest einen Pickel unter deiner Achselhöhle. Im Geiste gehst du zum Arzt, ins Krankenhaus und eine halbe Stunde später findest du dich auf deiner eigenen Beerdigung wieder. Alles nur Einbildung!

Doch wir sind nun mal ärgerlich, und wir sorgen uns. Seit Kindheit arbeiten wir daran, unseren Charakter zu verbessern, aber hier scheitern wir immer wieder. In den 1970er Jahren schlugen wir wild auf Kissen ein, um unseren Ärger loszuwerden, oder aber wir gingen in die Natur und schrien uns die Seele aus dem Hals. Nichts half. Der Schlüssel lag verborgen in Usui Senseis Schatzkiste.

Kansha shite

Kansha bedeutet „dankbar“
Shite bedeutet „sei“ oder „tue“
Zusammen: Sei dankbar

Dankbarkeit ist die beste Medizin gegen Ärger, Sorgen und deren Komparsen. Die dritte Lebensregel (Spalte 4 unten) rät uns, das Herz zu läutern und darin Platz für Dankbarkeit zu schaffen. Das Herz zu läutern ist ein wunderbares Projekt, schau mit Freude darauf, auch wenn es dir als eine Mammutaufgabe erscheint. Kyo dake wa ist das alles halb so wild. Ein geläutertes Herz ist eins, das in der Abwesenheit anderer Gefühle, die in keinem Zusammenhang zu dem, was jetzt ist, strahlt. Es ist nicht eifersüchtig, nicht Macht-, Sex- oder Geldhungrig, es gibt sein Reich nicht für Lügen, Wetteifern und Intrigen. Diese Leere füllt sich mit Dankbarkeit.

Dankbarkeit ist allerdings kein Geschäft und sie soll nicht abhängig von etwas anderem sein, das zuerst eintreffen muss. Bedingungslose Dankbarkeit ist eine natürliche Fähigkeit unseres Herzens, du musst sie nicht erlernen. Es ist reine Gewohnheitssache, dass wir denken, wir könnten nur für etwas, das geschehen ist, dankbar sein. Lass sich dein Herz mit Dankbarkeit füllen, jetzt ...

Du kannst nicht gleichzeitig ärgerlich oder besorgt und zusätzlich dankbar sein. Probier das, während du diese Zeilen liest, einmal aus. Dankbarkeit ist immer stärker als die niederen Gefühle. Diese Tatsache ist auch in der modernen Hypnotherapie bekannt: Das stärkere Gefühl setzt das niedere immer außer Kraft. Mit diesem Wissen kannst du dein Leben in allen herausfordernden Situationen kreativ zum Positiven steuern. Schau auf die Schwierigkeiten – nicht als Last, sondern als Wachstumsmöglichkeiten.

Hier eine kleine Übung zum direkt Ausprobieren:

Das innere Lächeln

Als Achtzehnjähriger kam ich nach Pune, Indien, zum damals umstrittenen Guru Osho. Eine der grandiosen Techniken, die er unterrichtete, nannte er das innere Lächeln. Stell dir vor, dein Herz lächelt, sagte er, und dieses Lächeln wird sich bald auf deinen Lippen breitmachen. Schau dir das Gesicht einer Buddha-Statue an, dann weißt du Bescheid. Dieses sanfte Lächeln wird dein Leben von Grund auf verändern. Schaust du mit einem Lächeln auf jeden Augenblick, dann schaut er freundlich auf dich und deine Umgebung zurück.

Gyo o hage me

Gyo ist das einzige Wort in den Gokai, das unterschiedlich ausgelegt werden kann. Es kann entweder Arbeit, Pflicht oder religiöse Zeremonie, und auch Karma bedeuten. In diesem Fall wird es jedoch mit „Pflicht“ übersetzt. Karma ist das Gesetz von Ursache und Wirkung: alles was wir denken, fühlen und tun hat eine Wirkung. Von daher wäre es unsinnig zu sagen, arbeite an deinem Karma. Es gibt im Leben nichts anderes als das!

Hage me bedeutet, etwas einhundertprozentig, aus vollem Herzen zu tun.

Zusammen: Tue deine Pflichten aus vollem Herzen (Spalte 5 oben)

Um das japanische Wort gyo richtig zu verstehen, reicht das Wörterbuch nicht aus. Während der Edo-Periode zwischen 1603 und 1868 war Japan völlig von der Umwelt abgeschnitten und somit entwickelte sich eine eigenständige Kultur, die nicht mit der Kultur irgendeines anderen Volkes zu vergleichen ist. Es entwickelten sich zahllose Konzepte, die anderen Kulturen fremd sind, zum Beispiel Gyo.

Wie wir schon an anderer Stelle besprochen haben, ist Reinkarnation ein fester Bestandteil in der japanischen Kultur. Der Mensch lebt, stirbt und wird wiedergeboren, bis er sich selbst und den Sinn des Lebens verstanden hat. Das Evolutionsrad dreht sich von einem Leben zum anderen, und zwischendurch nimmt sich die Seele eine Auszeit „zuhause". Von dort aus hält sie Ausschau nach geeigneten Eltern und wählt diese ganz bewusst aus.

Das Grundlegende, was dann in dem folgenden Leben geschieht, ist unsere eigene Wahl und wird so zu unserem Gyo. Ob es nun das Elternhaus, die Schule, das Berufsleben, der Ehepartner oder die Kinder sind: Wir sind selbst für all das verantwortlich, haben es uns selbst so ausgewählt. Also gebe ich, so gut wie ich es kann, mein Bestes in allem, was sich vor mir ergibt. Wenn ich das Haus putze, dann tue ich es mit hundertprozentiger Aufmerksamkeit, wenn ich den Garten umgrabe, meditiere, mit meiner Frau schmuse oder mit den Kindern spiele – immer gebe ich alles, was ich habe. Auch wenn das manchmal nicht genug sein sollte.

Das heißt aber nicht, dass alles in unserem Leben vorherbestimmt ist. Du hast eine Spielwiese von bestimmter Größe zur Verfügung gestellt bekommen, um zu lernen, was dir auf deinem Weg noch fehlt, und dort kannst du dich mehr oder weniger frei austoben. Ich nenne das die kleine Freiheit ...

Die ersten vier der Gokai beschreiben deine eigene innere Arbeit. Ist die einmal getan, hast du „ikaru na – shinpai suna – kansha shite – und gyo o hage me“ so gut wie möglich in dein Leben integriert, gibt es keine weitere innere Arbeit zu tun. Du bist zu einem „ganzen“ Menschen geworden und deine Aufgabe ändert sich jetzt. Die ersten vier Regeln sind für jemanden, der leidet – die fünfte ist für jemanden, der sein Leid verstanden und so transzendiert hat. Nun wird es dir zur Aufgabe, den Segen, der dir zuteil geworden ist, mit anderen zu teilen.

Doch es ist nicht notwendig, erst dann zum Reiki-Lehrer zu werden, wenn du diese vier Regeln ohne Misserfolg in deinem täglichen Leben integriert hast. Deine Misserfolge sind vielleicht wichtiger als deine Erfolge. Von ihnen lernst du, bleibst bescheiden und demütig und weißt immer ganz genau, auf welcher der vier Ebenen noch etwas zu tun ist. Du sollst nicht zum Heiligen werden, sondern zum Menschen. Ein Mensch zeichnet sich durch seine Misserfolge und dadurch, wie er damit umgeht, aus. Stell dir vor, du müsstest mit einem/einer Heiligen leben, das Leben wäre unerträglich!

Hito ni shinsetsu ni

Hito bedeutet „Mensch“
Ni ist eine Präposition und bedeutet „zu“, „zum“ oder „nach“
Shinsetsu ist ein wundervolles Wort und bedeutet „gut“, „nett“, „liebevoll“, „mitfühlend“.
Das zweite Ni hat die gleiche Bedeutung wie das erste.

Zusammen: Sei gut (nett, mitfühlend) zu deinen Mitmenschen

Erleuchtung, wie vorher schon erwähnt, ist nicht für dich selbst. Die Grundprämisse im japanischen Buddhismus ist, dass das abgetrennte Selbst eine Illusion ist, also nicht existiert. Deine Transformation ist, wenn sie zu irgendetwas gut sein soll, für das Wohl der Menschheit da. Im Mahayana-Buddhismus wird die Erleuchtung schon am Anfang des Weges mit dem sogenannten Bodhisattva-Schwur (siehe Seite 44) dem Wohl der Allgemeinheit gewidmet.

„Sei gut zu deinen Mitmenschen“ (Spalte 5 unten), also angewandtes Mitgefühl, ist die Krone der spirituellen Entwicklung. Bis zu diesem Punkt hast du dich um die eigene Achse gedreht – und nun bist du ein Segen für die Menschen in deinem Umfeld.

Der Nachspann

Den fünf Lebensregeln nachgestellt schrieb Usui Sensei (Spalte 6, 7 und 8 von rechts):

Asa yuu gassho shite

Asa bedeutet „morgens“
Yuu bedeutet „abends“
Gassho bedeutet „Mit vor dem Herzen (oder etwas höher) gefalteten Händen“
Shite bedeutet „Tue“

Kokoro ni nenji

Kokoro bedeutet „Herz/Geist“
Ni ist eine Präposition und bedeutet „zu“, „zum“, „nach“
Nenji bedeutet „die Bedeutung fühlen“

Kuchi ni tonaeyo

Kuchi bedeutet „Mund“
Ni ist die Präposition wie oben
Tonaeyo bedeutet „Wiederholen“, also laut aussprechen

Shin Shin Kaizen Usui Reiki Ryoho

Das erste Shin bedeutet „Herz/Geist“
Das zweite Shin, ein anderes Kanji, bedeutet „Körper“

Kaizen bedeutet „Verbesserung"
und den Rest kennen wir schon.

Zusammen: Gehe morgens und/oder abends in die Gassho-Haltung und rezitiere die Lebensregeln laut, während du ihre Bedeutung in deinem Herzen spürst, für die Verbesserung von Körper und Geist, Usui Reiki-Heilmethode.

Chosso Usui Mikao

In Spalte 9 steht Chosso („Begründer") und in Spalte 10 der Name Usui Mikao.

Die *Gokai* sollen also laut auf Japanisch rezitiert werden, und um dir beim Gebrauch der fremden Sprache zu helfen, haben wir sie für dich aufgenommen und du kannst sie dir anhören, wenn du den QR-Code hinten im Buch einscannst. Der Grund dafür, dass sie nicht in einer anderen Sprache gesprochen werden sollen, ist, dass der Wortlaut der Gokai als Kotodama oder Kototama angesehen werden.

Kotodama, beseelte Worte

Der Begriff Kotodama besteht aus zwei Kanji. Koto bedeutet „Wort" und Dama oder Tama ist kurz für tamashii, „Seele".
Zusammen: „beseeltes Wort" oder „beseelter Satz".

Kotodama ist ein Konzept aus dem Ko-Shinto, dem Urshintoismus. Bevor die Kanji und der Buddhismus in Japan eingeführt wurden, hatten die Japaner keine Schrift und brauchten auch keine. Im Urshintoismus wird gelehrt, dass jedes Wort spirituelle Kraft in sich hat. Diese Kraft wird aber ausschließlich durch die laute Aussprache belebt. Daraus entwickelte sich das Konzept des Kotodama.

Ähnlich wie ein Mantra muss ein Kotodama also laut ausgesprochen werden, um seine Kraft zu entfalten. In unserem Kulturkreis hatte der Mystiker Rudolf Steiner ein ähnliches Konzept. Er lehrte, dass die Vokale unsere inneren Gefühle ausdrücken und die Konsonanten das, was wir in der Welt, im Außen sehen. Weil ein Klang des Wortes oder des Satzes sich in einer Übersetzung ändert, geht die ihm inne liegende Kraft verloren. Stell dir vor, du rezitierst die Sanskritsilbe Aum, aber in ihrer deutschen Übersetzung!

Alle Worte, die wir benutzen, haben gegebenenfalls entweder positive oder negative Energie. Kotodama kann also entweder positiv oder negativ sein. Ein positives Wort beflügelt denjenigen, der es sagt, sowie den, der es hört. Ein negatives Wort nimmt beiden Energie. Am Beispiel einfacher Worte wie Liebe und Hass kannst du die Wirkung eines Kotodama verstehen und am eigenen Körper erfahren. Sage ein Wort nach dem anderen langsam vor dich hin, und du bedarfst keiner weiteren Erklärung.

Der leider im Herbst 2014 verstorbene japanische Wissenschaftler Dr. Masaru Emoto hat das Prinzip des Kotodama in den letzten Jahren auf wunderschöne Art und Weise durch die Fotografien von Wasserkristallen sichtbar gemacht. Wasser, das mit positiven Worten beschallt wurde, kristallisierte in perfekt harmonischen Formen, und Wasser das mit Negativem „besprochen“ wurde, kristallisierte dementsprechend. Stell dir vor, was der Gebrauch deiner Sprache sowie deiner Gedanken im Guten wie im Schlechten in deinem Inneren, das zwischen 70 und 80 % aus Wasser besteht, anrichtet.

Bei der inneren Wissenschaft des Kotodama dreht es sich allerdings nicht um amerikanisches Positives Denken, bei dem man positiv denkt, um etwas zu erreichen, etwas zu bekommen oder um einen Vorteil zu haben. Der Vorteil, positive Gedanken zu hegen, liegt in der Magie des Augenblicks. Lädst du Positives in dein Leben ein, belohnt es dich in diesem Augenblick mit einem Lächeln.

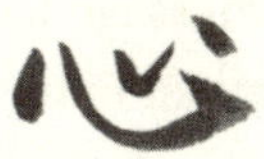

Kokoro – *Herz/Geist*

8

Behandlungspraxis – Byosen und die richtige Haltung

Wenn dieses Buch den Weg in deine Hände gefunden hat, gehe ich davon aus, dass du schon reichlich Erfahrung mit Reiki-Behandlungen in den verschiedensten Situationen gemacht hast. Auf die Grundlagen einer Behandlung werde ich daher nicht eingehen, ich möchte aber noch einige grundsätzliche und vertiefende Dinge dazu sagen.

Bei einer Reiki-Behandlung wird der Körper des Klienten sanft berührt. Die körperliche Berührung ist das, wonach wir uns alle seit unserer Kindheit sehnen. Wir assoziieren Berührung mit Liebe, und bedingungslose Liebe ist das, was heilt.

Das einzig Maßgebliche ist, dass der Behandelnde bequem sitzt oder steht, seine Handgelenke und Schultern nicht verspannt sind und er mit seiner ganzen Aufmerksamkeit bei der Sache ist. Er muss sich nicht konzentrieren, nur gegenwärtig sein, um auf den Heilprozess seines Klienten hören zu können.

In Ausnahmesituationen, wenn zum Beispiel eine schmerzhafte verletzte Körperstelle nicht angefasst werden kann, hält man die Hände ein paar Zentimeter darüber. Das Gleiche gilt für Körperpartien, die aus ethischen Gründen nicht ohne die vorherige Einwilligung des Klienten berührt werden sollen. Eine Reiki-Behandlung wird selbstverständlich immer (außer in der Partnerschaft, wenn es sich denn so ergibt) an einem voll bekleideten Klienten ausgeführt.

Es gibt nichts, das eine Behandlung stören kann. Reiki – Seelenenergie – durchdringt alles. Armbanduhren, Metalle, Kaffee, Tee, Alkohol, Tabakkonsum oder eine bestimmte Ernährung stören die Wirkung von Reiki nicht. Ein moderater Konsum leichter Drogen ist von dieser Sicht her auch kein Problem. Jeder Mensch sollte lernen, auf seinen eigenen Körper zu hören und das zu sich zu nehmen, was ihm gut tut. Reiki hat mit unseren Moralvorstellungen nichts zu tun.

Hände drauf – Reiki „an"

Oft heißt es auch, Reiki sei eine „intelligente Energie", die von selbst dorthin fließt, wo sie gebraucht wird. Intelligenz ist ein intellektuelles menschliches Konzept, aber Reiki kümmert sich nicht um unsere wenn auch großartigen Philosophien. Reiki ist Licht. In dem Augenblick, in dem du das Licht anschaltest, ist es überall. Du musst es nicht in eine bestimmte Ecke tragen, die du beleuchten willst, und Reiki muss auch keinerlei Anstrengung aufbringen, irgendwohin zu scheinen. Reiki erleuchtet den ganzen Körper, egal auf welchen Körperteil du die Hände auflegst. Dort, wo die Hände aufliegen, ist das Licht allerdings am intensivsten, und deshalb empfiehlt Usui Sensei, sie dort aufzulegen, wo sich das körperliche Problem manifestiert.

Jede körperliche Beschwerde sollte mit Reiki behandelt werden und das wird gute Heilerfolge bringen, vorausgesetzt, der Körper ist noch in der Lage, sich selbst zu heilen. Eine schwere Krankheit verlangt nach täglicher Reiki-Behandlung von mindestens einer Stunde. Nach einem Monat sieht man oft unglaubliche Besserung, und nach drei Monaten ist komplette Heilung auch von den schwersten Krankheiten nicht ungewöhnlich. Selbstverständlich werden von einem Reiki-Praktizierenden, der kein approbierter Arzt oder Heilpraktiker ist, weder Heilversprechen gemacht noch medizinische Diagnosen gestellt.

Selbst von medizinischer Seite als unheilbar eingestufte Krankheiten können oftmals mit erstaunlichem Erfolg behandelt werden. Auch wenn Heilung nicht mehr im Rahmen des Möglichen angesiedelt ist, mag es sein, dass der Gesundheitszustand zumindest so, wie er zur Zeit ist, aufrechterhalten werden kann. Nur nicht aufgeben, ist hier die Devise.

Liegt ein Klient im Sterben, tut ihm Reiki besonders gut.

Psychische Krankheiten werden mithilfe einer speziellen Technik, der Sei Heki Chiryo behandelt.

Reiki ist wunderbar als Begleitung für Massage, Aromatherapie, Chiropraktik, Akupunktur und Schulmedizin geeignet. Es passt sich sowohl an die andere gewählte Technik, an den Charakter des Behandelnden als auch an den Körper des Klienten an. Egal was für eine andere Therapieform angewandt wird, ist Reiki immer unterstützend dabei. Ein in Reiki eingeweihter Mensch kann das Reiki weder an- noch ausschalten. Es fließt in dem Augenblick, in dem die Hände aufgelegt werden, auch ohne die Intention, Reiki geben zu wollen. Usui Sensei erklärte in seinen Seminarunterlagen, dass Reiki hauptsächlich aus den Händen, den Füßen, den Augen und dem Atem des Behandelnden abstrahlt, aber auch von jeder Körperzelle.

Ein Reiki-Behandelnder unterstützt die Entscheidung seines Klienten bezüglich der von ihm gewählten alternativen oder auch schulmedizinischen Behandlung und hilft so dem Körper, auf bestmögliche Art mit der Krankheitssituation fertig zu werden.

Man muss dabei nicht an Reiki glauben, damit es funktioniert. Es können zum Beispiel bewusstlose oder komatöse Klienten erfolgreich mit Reiki behandelt werden, oder auch Tiere und Pflanzen. Glaubt der Empfänger allerdings an seine Heilung, hat er Zukunftsprojekte, die ihn zum Weiterleben ermuntern, sind seine Chancen besser.

Reiki sollte Teil des normalen Tagesablaufs werden. Es gibt keine Reiki-Überdosis, und man muss auch nicht fürchten, dass der Reiki-Fluss versiegt, wenn man mal ein paar Tage kein Reiki gegeben hat. Für diejenigen von uns, die Familie haben, wird Reiki voraussichtlich auf täglicher Ebene ausgeübt werden. Es muss kein bestimmtes Ritual für die Reiki-Praxis befolgt werden. Ein Massageliege ist in der Familie auch nicht unbedingt notwendig. Ein Sofa, ein Bett oder ein bequemer Stuhl tun es auch.

Selbstbehandlung

Und natürlich, du weißt es längst, kannst du dich auch selbst wunderbar mit Reiki behandeln. Wenn du dir selbst nicht helfen kannst, kannst du auch anderen nicht helfen. Die Selbstbehandlung ist ein Geschenk von Usui Sensei: Du nimmst die Verantwortung für deine Gesundheit buchstäblich in die eigenen Hände.

Der einfachste Weg, sich selbst zu behandeln, wurde von Usui Sensei selbst beschrieben „Wenn du Zahnschmerzen hast, behandele den jeweiligen Zahn. Bei Bauchschmerzen leg die Hand/Hände auf den Bauch".

Das täglichen Leben bietet uns zahllose Augenblicke, in denen keine oder nur eine Hand gebraucht wird: Lege währenddessen die andere (oder beide) formlos auf und lasse sie dort liegen. Beim Fernsehen zum Beispiel oder im Flugzeug/Zug hast du stundenlang Zeit, dich selbst zu behandeln. Mache das zu einer positiven Gewohnheit.

Viele Reiki-Praktizierende beginnen und enden ihren Tag mit Reiki entweder nach dem Aufwachen oder beim Einschlafen im Bett.

Die Selbstbehandlung ist genauso effektiv wie eine Behandlung, die von einer anderen Person vorgenommen wird, aber es gibt zwei Unterschiede, die sich nachteilig auswirken. Erstens wird der Byosen nicht so klar wahrgenommen, wie wenn man einen fremden Körper berührt, und zweitens entspannt man besser, wenn man sich den liebevollen Händen einer anderen Person hingeben kann.

Du kannst dich zwar selbst küssen, aber von jemand anderem geküsst zu werden, ist zweifelsohne das intensivere Vergnügen.

Entgiftung und körpereigene Prozesse

Im Reiki gibt es keinerlei Nebenwirkungen, einmal abgesehen von Glück und Zufriedenheit, Gesundheit und Lebensfreude. Es mag allerdings geschehen, dass der Körper, wenn er intensiv mit Reiki behandelt wird, schneller entgiftet. Nimmt der Klient starke Medikamente, muss er demnach wahrscheinlich neu eingestellt werden. Für einen Diabetiker zum Beispiel ist es deshalb wichtig, dass er seinen Blutzuckerspiegel während der Reiki-Behandlungsreihe öfters prüft als gewöhnlich.

Wenn der Körper während oder nach einer Reiki-Behandlung stärker entgiftet, tut er genau das, was er tun soll, und der Behandelnde freut sich. Kopfschmerzen, Bauchschmerzen, Fieber, Unwohlsein, Brechreiz und Durchfall usw. deuten auf eine willkommene Heilkrise hin. Die beste Art, damit umzugehen, ist, dem Körper Ruhe und noch mehr Reiki zu genehmigen, leicht zu essen und sich zu freuen, dass das Immunsystem so perfekt funktioniert. Usui Sensei und Hayashi Sensei empfahlen nach jeder Behandlung den sogenannten Ketsueki Kokan (Blutaustausch, Blutzirkulationstechnik, siehe *Die Reiki-Techniken des Dr. Hayashi* Seite 55 ff.) auszuführen.

Versteht der Behandelnde die körpereigenen Prozesse seines Klienten aufgrund seiner Reiki-Erfahrung, wird er in der Lage sein, diese seinem Klienten plausibel zu machen. Ist er das (noch) nicht, sucht der Klient eventuell das Weite – schade drum!

Das Schöne am Reiki ist, dass es jeder Mensch nach dem ersten Reiju sofort ohne jegliche Vorkenntnisse oder vorher erworbene Fähigkeiten anwenden kann. Vorausgesetzt der Praktizierende sitzt oder steht bequem und hat es gelernt, sich selbst zurückzunehmen, macht Reiki weder müde noch krank. Reiki ist eine Einbahnstrasse und keine „negative" Energie kommt an den Gebenden zurück.

Ja zum freien Fluss

Es gibt keine Lebenssituation, in der Reiki schädlich sein könnte. Reiki ist immer für das Leben, pro life. Leider gibt es noch immer Reiki-Lehrer und Praktizierende, die ihre eigenen Ängste und Schuldgefühle auf Reiki projizieren. Also: Alles, was dir Angst und Schuldgefühle verursacht, hat mit Reiki nichts zu tun.

Deshalb braucht man beim Behandeln auch keinen „energetischen Schutz“ (eine oft gestellte Frage!). Der beste Schutz ist, sich so weit wie möglich zu öffnen und jeglichen Widerstand voller Demut und Hingabe aufzugeben. Wir denken so oft, dass etwas nicht so sein sollte, wie es ist, und stemmen uns damit mit aller Kraft gegen den Fluss des Lebens. Aber wir sind klein, ein Sandkorn im Universum, und wenn wir uns dem Ganzen widersetzen, wird es das nicht zulassen. Energetischer Schutz ist nichts als Egoismus. „Ich weiß es besser als das Leben ...“

Zu Zeiten, in denen ich in meinem Zentrum ruhe, wenn ich gut atme, gut liebe, gut lebe, gut esse, gut schlafe, in einer guten Lebenssituation bin, vielleicht in einer guten Beziehung, wenn meine Arbeit gut geht und der Körper kraftvoll und vor Lebensenergie strotzt – dann fällt es mir leicht, mich dem zu fügen, was ist.

Aber wenn dem aus irgendeinem Grund nicht so ist, bereitet es mir Schwierigkeiten, bedingungslos „Ja“ zu sagen. Wenn mich eine Situation während der Behandlung an eine eigene Lebenssituation oder an ein traumatisches Erlebnis meiner eigenen Geschichte erinnert, fällt es mir schwer, nicht identifiziert zu sein. Der erste Schritt ist demnach, sämtliche Wertungen und Bewertungen einer Situation sowie der Krankheit eines Klienten, sei sie auch noch so schwer, loszulassen. Krankheit und Leiden sind weder schlecht noch grundsätzlich vermeidbar. Alles unter diesem Himmel hat seinen Platz.

Deshalb ist es wichtig zu lernen, in seinem eigenen Zentrum zu verweilen. Das kann man meiner Erfahrung nach am einfachsten mit Atemübungen und Meditation erreichen, einige Anregungen dafür habe ich dir schon im Kapitel 6 Der Weg ist das Ziel gegeben.

Energetischer Schutz schürt Angst, und Angst ist etwas, das im Reiki keinen Platz hat. Wenn ich eine Pistole in der Tasche habe, muss ich immer wieder schauen, ob sie noch da ist, ob sie geladen ist, ob sie gesichert ist und ob ich im Falle eines Falles schnell genug an sie herankomme. So mache ich aus Angst noch mehr Angst. Also gehe ich absolut nackt und unbewaffnet in jede Behandlung und genauso wieder heraus.

Beschäftigt dich im täglichen Leben ein Angstthema, ist auch das im Reiki kein Problem. Angst ist natürlich und situationsbedingt auch angebracht und hilfreich. Mit der Sei Heki Chiryo (siehe Seite 105) kannst du dich von unangebrachten Ängsten befreien.

Praktisch gesehen bedeutet das, dass du jeden Klienten, egal wie schrecklich seine Krankheit oder Lebenssituation auch erscheinen mag, so lieb hast, wie er/sie ist. Es bedeutet auch, dass du seine Krankheit und sein Leiden liebst! Nur so kann Heilung geschehen. Alles, mit dem du in Konflikt bist, hat Macht über dich. Alles, mit dem du einverstanden bist, gibt dir Freiheit ...

Mach dir also keinen Druck, und sei ganz unbesorgt: Übung macht den Meister – aber wir wollen gar kein Meister sein. Verhalte dich immer wie ein Anfänger, wie jemand, der zum ersten Mal in dieser Situation ist. Lass die Reiki-Praxis ein Teil deines täglichen Lebens werden und lerne dich selbst aus der Behandlung herauszunehmen. Der Körper des Behandelten entscheidet über die Arbeitsweise, die Länge der Behandlung sowie die Länge der Behandlungsreihe.

Es gibt nur einen Unterschied: Jemand hat Reiki, oder er hat es noch nicht. Alles andere kommt auf die innere Arbeit des Praktizierenden an. Nehmen wir an, jemand der Shoden, den ersten Grad, hat, praktiziert jahrelang täglich Reiki, lernt auf den Byosen zu achten und sieht mit Freude zu, wie seine Klienten heilen. Er hat möglicherweise mehr Energie, mehr Erfahrung als ein bekannter Reiki-Lehrer, der zwar Reiki unterrichtet, aber wenig praktische Erfahrung hat.

Wir sind alle Anfänger und lernen im Reiki diesen frischen, unbelasteten Anfängergeist beizubehalten. Jeder Körper erbittet sich eine individuell gestaltete Behandlung, jeder Byosen ist individuell verschieden und daher neu und immer wieder spannend.

Byosen

Der Byosen ist der Heilprozess im Körper des Klienten, dem der Reiki-Schüler zuzuschauen lernt, um sich von ihm durch die Behandlung oder die Behandlungsreihe führen zu lassen.

Der Byosen ist der wichtigste praktische Aspekt der Reiki-Arbeit. Ist der Behandelnde mit ihm (noch) nicht vertraut, fischt er im Dunkeln, und kann so den Heilungsprozess des Klienten nicht effektiv beurteilen.

Eine ausführliche Beschreibung des Byosen findest du in *Das ist Reiki* auf Seite 177 ff., und auch in Tadao Yamaguchis Buch *Jikiden Reiki* auf Seite 71 ff. Empfehlenswert ist, dich beim Erlernen von einem Reiki-Lehrer oder erfahrenen Praktizierenden unterstützen zu lassen. Die Energie, die aus den Händen kommt, ist bei allen gleich, aber die Behandlungserfahrung zeigt sich in sicherem und schnellen Auffinden des Byosen.

Das Wort Byosen wurde von Usui Sensei geschaffen. Es ist also ein Reiki-spezifischer Begriff und nicht im Wörterbuch auffindbar. Mit Hilfe der beiden Kanji wird allerdings jeder Japaner, auch wenn er kein Reiki praktiziert, ein vages Gefühl für das bekommen, was gemeint ist. Übersetzt heißt es ungefähr „Ansammlung von Schadstoffen". Nicht nur das Wort, sondern auch das Byosen-Prinzip geht auf Usui Sensei zurück. Er muss mit einer ungeheuer geschärften Beobachtungsgabe gesegnet gewesen sein, um diesen subtilen Prozess zu identifizieren.

Der Byosen ist zwar intellektuell nicht schwer zu erfassen, aber dank seiner Komplexität wohl eher ein Projekt für die Ewigkeit. Nicht dass du jetzt meinst „so alt werde ich doch nie" und schon aufgibst, bevor du mit der Arbeit anfängst! Im Gegenteil: Die Kunst des Byosen zu erlernen, ist ein herrliches Abenteuer. Der Heilungsprozess läuft ganz individuell unterschiedlich in jedem einzelnen Körper ab, und so ist die Reiki-Arbeit nie langweilig. Immer wenn du versucht bist zu denken, dass du das Ganze endlich verstehst, überrascht dich wieder ein „neuer" Byosen.

Da sich der Byosen in einer 10- bis 20-minütigen Wellenbewegung bewegt, ist es notwendig, für lange Zeit (mindestens 40 bis 60 Minuten) auf einer Handposition zu bleiben, damit diese Bewegung wahrgenommen werden kann. Über die Behandlungsreihe, die bei schweren Erkrankungen Monate dauern kann, beobachtet man die Intensität des Byosen und kann den Heilprozess des Klienten dadurch einschätzen. Mehr zu diesem Thema folgt im nächsten Buch.

Verfeinerte Wahrnehmung und Intuition

So ist jede einzelne Behandlung nicht nur eine Schulung der Wahrnehmung, sondern auch der Intuition. Wirklich jeder Mensch ist intuitiv. Der einzige Unterschied zwischen dem Intuitiven und dem, der glaubt, es nicht zu sein, ist, das der Erste auf seine Intuition hört und der Zweite nicht. Der erste Schritt ist, der inneren Stimme zuzuhören, der inneren Weisheit zu gehorchen und nicht immer andere, „schlauere" Menschen um Rat zu fragen. In deinem Inneren weißt du und nur du, was gut und richtig für dich ist. Wahrheit ist immer subjektiv.

Die Intuition zu schärfen, ist ein Weg, um mehr Lebensqualität zu schaffen. Wenn du deinen Klienten die gesamte dir zur Verfügung stehende Aufmerksamkeit schenkst, bemerkst du auf einmal subtile Veränderungen im Gesichtsausdruck oder in der Körpersprache des Klienten, die Aufschluss über Tatsachen in dessen Leben geben, von denen du nichts weißt. Vielleicht fragst du den Klienten in deinem Inneren, was er braucht, was ihm fehlt und wie du ihm helfen kannst. Die Antworten kommen dann von ganz allein.

Eine der wichtigsten Techniken in der Usui Reiki Ryoho Gakkai ist die sogenannte Reiji-Ho Technik (ausführlich erklärt in *Das ist Reiki* auf S. 190), die dir dabei hilft, dem inneren Ratgeber mehr Platz zu geben. Aber für eine effektive Behandlung brauchen wir erstmal keine Intuition.

Im Reiki lernst du, mit all deiner Aufmerksamkeit auf die Wahrnehmung in deinen Händen und Sinnen zu achten. Da wir für die Behandlung in erster Linie unsere Hände benutzen, beginnen wir damit, die Wahrnehmung in den Händen zu schärfen. Das ist ganz einfach: Alles, auf das du deine Aufmerksamkeit richtest, wird verstärkt wahrgenommen. Wenn ich dir vorschlage, deinen linken kleinen Zeh zu spüren, ist er auf einmal ganz präsent. Du spürst, wie das Blut durch ihn strömt, du nimmst seine Form wahr und bist froh, dass du ihn hast! Aber er war ja auch schon vor ein paar Minuten da, du hast ihn bloß als gegeben hingenommen. Ähnlich verhält es sich mit der Wahrnehmung deiner Hände, die auf dem Körper des Klienten ruhen. Richtest du deine Aufmerksamkeit verstärkt darauf, spürst du Dinge, die dir bisher entgangen sind. Im Reiki nennt sich das, was du spürst, Byosen.

Doch unsere Wahrnehmung fließt durch alle sechs Sinne. Du hörst, siehst, riechst, schmeckst, fühlst und erkennst den Byosen intuitiv, sobald du darauf achtest. Mit der Reiki-Arbeit verstärkt sich die Intuition dermaßen, dass du es nicht glauben wirst. Selbst ein rational eingestellter Mensch lernt so, während der Reiki-Praxis seiner Intuition zuzuhören. Es ist möglich, dass sich nach einer Zeit der Praxis paranormale Fähigkeiten oder Siddhies einstellen. Wenn sie im Dienst der Arbeit am Menschen genutzt werden können, um jemandem zu helfen, sind sie uns willkommen, aber wir trainieren sie uns nicht an, im Gegenteil. So verlockend sie auch sein mögen, fungieren Siddhies doch oftmals als wunderbare Ablenkungsmanöver für jemanden, dessen Herz noch nicht von Machtgier gereinigt ist. Außerdem stehen sie dem Praktizierenden oft nur zeitlich bedingt zur Verfügung, bevor sie sich wieder verflüchtigen.

Sei Heki Chiryo

Die Sei Heki Chiryo wird im Jikiden Reiki als eine spezielle Technik zur Behandlung ungewollter Gewohnheiten unterrichtet. In anderen Reiki-Linien gibt es ähnliches unter dem Oberbegriff „Mentalheilungstechnik". Wenn ich von Sei Heki Chiryo spreche, beziehe ich mich jedoch immer auf die traditionelle japanische Ausführung.

Das Wort Sei bedeutet „Geschlecht", „Sex" oder „Natur" (eines Menschen)

Das Wort Heki bedeutet „(meistens schlechte) Gewohnheit"

Das Wort Chiryo bedeutet „Behandlung"

Zusammen: Die Behandlung von ungewollten Gewohnheiten.

In der Sei Heki Chiryo wird ein Muster behandelt, das sich in der Seelen-Festplatte eingenistet hat. Da es aber einem Menschen nicht vergönnt ist, alle vorherigen Leben und das größere Gute eines Mitmenschen sehen zu können, wird die Heilung hier an eine höhere Instanz, den Senju Kannon (Tausendärmiger Bodhisattva für Liebe und Mitgefühl) abgegeben. Mehr darüber lernst du in einem Jikiden Reiki-Kurs.

Vor dem Behandlungsbeginn mit der Sei Heki Chiryo lernt der Empfänger die Reiki-Lebensregeln und bereitet sich so auf die Heilung der psycho-emotionalen Ebene mit Hilfe seiner Eigenverantwortung vor.

Egal, ob nun eine psychische oder eine körperliche Baustelle vorhanden ist – die Mitarbeit des Klienten ist zwar nicht unbedingt notwendig, aber immer hilfreich. Arbeitet ein Klient bei der eigenen Heilung selbst aktiv mit und ändert sein Leben zum Positiven, ist die Chance auf Heilung um ein Vielfaches größer und seine Lebensqualität erhöht sich erheblich.

Enkaku Reiki – Fernbehandlung

Im Shintoismus bittet der Priester mit Hilfe eines Rituals für das Wohlsein seiner Gemeindemitglieder. Er schneidet kleine Figürchen aus Reispapier aus, die entweder eine Person in einem weibliche Kimono oder eine Person in einem männlichen Kimono darstellen. Auf diese Figuren schreibt er dann das jeweilige Geburtsdatum sowie den Vor- und Nachnamen des Empfängers. Daraufhin platziert er sie in ein Opfergefäß aus Zedernholz und ruft mittels eines etwa zehnminütigen Kotodamas (siehe Seite 93) die Seelen der zu heilenden Menschen oder, in anderen Worten, die Gedankenform der zu Heilenden zu sich.

Anschließend vollzieht er ein Ritual mit einem Holzstab (jap. Gohei), der aussieht wie ein Besen, an dem Papierschnipsel befestigt sind. Nach dem Vollzug der Fernheilung, zu der nur eingeweihte Shinto-Priester befähigt sind, werden die Seelen der Empfänger wieder nach Hause geschickt und die Papierfigürchen werden anschließend in einem weiteren Ritual dem Feuer geopfert.

Aus diesem Ritual leitete Usui Sensei die Enkaku Chiryo ab, mit der ein körperlich nicht anwesender Mensch behandelt werden kann.

Das Wort Enkaku bedeutet „entfernt“ oder „abwesend“, das Wort Chiryo „Behandlung“.

Zusammen: Die Behandlung von einem physisch abwesenden Menschen

Bei dieser Behandlung wird entgegen der vielfach verbreiteten Theorie nicht etwa das Reiki von A nach B „geschickt“, sondern die Gedankenform des Empfängers wird mit Hilfe eines innerhalb von Minuten erlernbaren Jumon zum Behandelnden gerufen, der den so Herbeigerufenen dann hier und jetzt behandelt. Während der Enkaku Chiryo wird genauso mit dem Byosen gearbeitet wie bei einer Behandlung am physischen Körper.

Wie wir schon oberhalb gesehen haben, bedeutet das japanische Wort Jumon „magische Formel", „Mantra" oder „Zauberspruch". Warum diese Formel die Kraft hat, einen Menschen, der sich an einem anderen Ort aufhält, hierher zu holen, kann ich nicht erklären.

In meinen Kursen kommt immer wieder die Frage auf, ob man auch ohne deren Wissen Enkaku Reiki mit anderen Menschen machen dürfe. Für uns westliche Menschen ist die „persönliche Freiheit" das größte Gut. Für Japaner, für die das Ego das Einzige ist, das nicht existiert, kommt diese Frage gar nicht erst auf. Das Kollektiv hat immer mehr Gewicht als das Individuelle. Wenn zum Beispiel ein Familienvater seine Kinder schlägt, wird man ihm Fernreiki geben, ob er damit einverstanden ist oder nicht. Das Wohl der Familie ist in diesem Fall wichtiger als der Erhalt seiner Gewalttätigkeit.

Prinzipiell ist es dennoch empfehlenswert, nicht die Erlaubnis, sondern die aktive Mitwirkung des Empfängers an seiner Gesundheit zu haben.

Lass uns Fernreiki unter denselben Gesichtspunkten betrachten wie eine Behandlung am physischen Körper. Wenn jemand, dem du eine Behandlung vorschlägst, diese ablehnt, wirst du ja auch nicht deine Chloroformflasche herausholen und ihn betäuben, weil du der Meinung bist, dass er von einer Behandlung profitieren könnte. Wenn jemand nicht behandelt werden möchte, lässt man es prinzipiell sein und vertut weder seine Zeit noch seine Energie. Es gibt Millionen von Menschen auf der Welt, die sich über eine Behandlung freuen würden.

Eine weitere häufige Frage ist, ob man auch Situationen, eigene Projekte und ähnliches mit Fernreiki behandeln kann. Traditionell ist Reiki auf den Heilprozess im Körper des Klienten ausgerichtet, und der Behandelnde lässt sich vom Körper des Empfängers durch die jeweilige Behandlung leiten. Zu Usui Senseis Zeiten wurde also kein Fernreiki auf Situationen gegeben.

Nach dem schwersten Erdbeben der japanischen Geschichte im September 1923 behandelte Usui Sensei mit acht seiner ältesten

Schüler Hunderttausende von Klienten in einem Zeitraum von sieben Monaten, Tag ein, Tag aus. Wir hingegen machen es uns zu einfach, indem wir Reiki in ein Krisengebiet „schicken“. Wenn du ein wirkliches Anliegen hast, in einem Krisengebiet zu helfen, dann fahr hin und gib den Betroffenen vor Ort persönlich Reiki.

Was deine eigenen Projekte angeht, macht es aus japanischer Sicht wenig Sinn, denen Fernreiki zu geben. Du bist dein Leben, deine Projekte, deine Schwierigkeiten – also gib dir selbst Reiki und räume diese Schwierigkeiten aus dem Weg. Alles, was in deiner Vergangenheit oder in deiner Zukunft liegt, wird mit Reiki in der Gegenwart behandelt. Für Dinge, die mit deiner Persönlichkeitsentwicklung zu tun haben, behandelst du deinen Kopf. Für Dinge, die mit deinen Talenten oder deinem künstlerischen Ausdruck zu tun haben, behandelst du deinen Solarplexus.

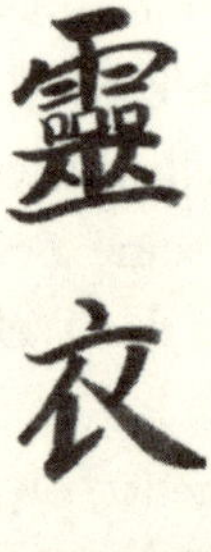

Rei-i – *Spirituelle Kleider*

9

Reiki lehren und lernen

Die traditionelle japanische Art, eine Kunst zu unterrichten, ist, dass man das, was man von seinem Lehrer gelernt hat – vorausgesetzt man hat seine Erlaubnis dazu – genauso weitergibt, wie man es gelernt hat. In allen japanischen Künsten ist die Lehrerlaubnis allerdings immer irgendwie begrenzt. Usui Sensei orientierte sich in Bezug auf die Struktur des Reiki an der der japanischen Kampfkünste. Demnach war sein System folgendermaßen strukturiert:

1-Shoden, sho- Anfänger, den- Lehre

2-Okuden, oku- in der Mitte, tief in etwas eingedrungen

3-Shinpiden, shinpi- mystisch

Shoden und Okuden waren die Schülergrade, die nur der Strukturierung zur Liebe noch mehrmals unterteilt waren. Der Schüler hatte die Verantwortung, zu lernen und das Gelernte anzuwenden. Koyama Sensei erzählt, dass Usui Sensei 1922 auf den Kurama gestiegen sei, um seinem Leben ein Ende zu bereiten, als einen Weg zur Erleuchtung. Wenn wir als Praktizierende mit derselben Hingabe an die Reiki-Praxis gehen, sagt sie, werden wir gute Resultate erringen. Ansonsten geschieht ... nichts.

Shinpiden, oder der Lehrergrad, der wiederum in mehrere Stufen eingeteilt war, wurde nur an wenige Schüler weitergegeben. Der Begriff „Shinpiden“ wurde mit Vorsicht benutzt, weil er religiöse Assoziationen weckt. Anstatt die Bezeichnung des Grades zu benutzen, nutzt man heutzutage den Titel desjenigen, der diesen Grad erlangt hat: Shihan Kaku (Assistenzlehrer), Shihan (Lehrer) oder Dai Shihan (Großer Lehrer).

In den Gründerzeiten gab es zunächst keine öffentlich angebotenen Lehrerkurse in unserem Sinne. Usui Sensei war der einzige Lehrer und man freute sich auf jeden Augenblick, den man mit ihm verbringen durfte. Er war ein charismatischer Mann, und weil man in Japan den Sensei nicht ohne weiteres anfassen darf, berührten seine Schüler seinen Kimono, um etwas von seiner Energie abzubekommen. Usui Sensei war nicht nur ein Reiki-Lehrer, sondern wurde als erleuchteter Meister gesehen. In seiner Gegenwart lernten die Schüler spielerisch, ohne Anstrengung.

Im September 1923 gab er acht von seinen engsten Schülern die Erlaubnis, anderen Suchenden Reiju zu geben. Nach diesem persönlichen Auswahlprinzip funktionierte es auch danach: Der Lehrer – Usui Sensei, seine Nachfolger oder später Hayashi Sensei – suchte sich einen geeigneten Schüler aus und schlug ihm vor, die Lehrerausbildung (privat) zu machen.

Der Auserwählte wurde anfangs zum Shihan Kaku oder Assistenzlehrer ernannt und durfte dann für eine Weile Roku-to, Go-to und Yon-to, also Shoden, unterrichten (siehe Seite 25). Hatte der Shihan Kaku einmal genug Erfahrungen gesammelt, mit einem der älteren Shihans zusammengearbeitet, und unter Usui Senseis Leitung oftmals Reiju gegeben, avancierte er unter Umständen zum Shihan. Die Organisatoren von Usui Sensei oder Hayashi Sensei hatten diesbezüglich den Vorrang. Der Shihan durfte Shoden und Okuden unterrichten. Der Lehrer musste also immer mindestens zwei Grade über dem Grad stehen, den er selbst unterrichten durfte.

Einige wenige, genau 20 an der Zahl, wurden am 16. Januar 1926, sechs Wochen vor seinem Tod, von Usui Sensei zum Dai Shihan (großer Lehrer) und gleichzeitig als Vorstandsmitglieder der Usui Reiki Ryoho Gakkai eingesetzt. Diese zwanzig durften offiziell Shihan Kakus ausbilden. Einen anderen Shihan auszubilden, blieb dem Präsidenten der Gesellschaft vorbehalten.

Traditionelles japanisches Reiki und die nach Takata Sensei entstandenen Linien

So viel zur Tradition. Wir alle wissen, dass es inzwischen unzählige unterschiedliche Systeme zur Weitergabe von Reiki gibt.

Die Japaner unterscheiden sich grundlegend von den Menschen im Westen, indem sie in allen Gedanken, Gefühlen und Taten auf das Wohlsein der Gruppe, der sie zugehören – auf das kollektive „Wir" – ausgerichtet sind. Im Gegensatz sind wir Westler auf das Individuum – auf das „Ich" – ausgerichtet. Der Gerechtigkeit halber muss allerdings gesagt werden, dass es mittlerweile auch egoistisch handelnde Menschen sowie entsprechendes Reiki in Japan gibt!

Aufgrund dieses Egoismus will man sich profilieren, will zeigen, wie großartig man selbst ist, und meint, dass man alles besser weiß – sogar besser als der Reiki-Begründer Usui Sensei selbst. Ich beobachte diese Entwicklung des Reiki mit einem lachenden und einem weinenden Auge und mit einer gesunden Portion Humor. Wer glaubt, Reiki-Seelenenergie verbessern zu müssen oder zu können, hat scheinbar das Grundlegendste nicht verstanden.

Es gibt allerdings noch eine andere Seite, die wir gemeinsam beleuchten wollen. Wenn ein Reiki-Lehrer seine Lehre verbreiten möchte, muss er seiner Schule einen Namen geben. Er wird gebeten, vorzuzeigen, was seine Lehre von der der anderen Lehrer unterscheidet. Wenn all das im Interesse des Schülers geschieht, wenn der Lehrer selbst Transformation erfahren hat und diese aus Dankbarkeit und mit Demut an seinen Schüler weitergeben möchte, ist eine neue Schule ein Segen für die Menschheit. Ist der Lehrer aber hauptsächlich daran interessiert, sich einen Namen zu machen, viele Freundinnen oder ein fettes Bankkonto zu haben – dann brauchen wir sie nicht.

Der Reiki-Lehrer ist heutzutage oftmals jemand, den wir nur ein- oder zweimal im Leben sehen, und so baut sich keine ernsthafte Beziehung zu ihm oder zu ihr auf. Weil es überall auf der Welt zahllose Reiki-Lehrer gibt und das Internet uns die Möglichkeit gibt, diese Lehrer in Sekundeschnelle aufzufinden, ist es leicht und vielleicht verlockend, den Lehrer zu wechseln. Es gibt viele gute Gründe, die dafür sprechen können. In manchen Schulen wird zum Beispiel aus fadenscheinigen Gründen behauptet, dass man immer beim selben Lehrer bleiben müsse. Der Hintergrund einer solchen Philosophie ist oft ein finanzieller oder einer des Machtmissbrauchs. Stell dir vor, jemand schreibt dir vor, dass du von nun an nur noch bei dieser oder jener Tankstelle tanken darfst?

So wird auch von manchen Lehrern behauptet, dass das Reiju B das Reiju A ausradiert. Das ist für mich nicht nachvollziehbar. Alle Erfahrungen, die du in deinem Leben gemacht hast, die „guten" wie die „schlechten", sind dein innerer Reichtum, dein Segen.

In größeren Schulen wie zum Beispiel dem Jikiden Reiki, in dessen Tradition ich hauptsächlich unterrichte, ermuntern wir unsere Schüler, bei unterschiedlichen Lehrern zu lernen, damit sie einen möglichst breiten Zugang zu Reiki bekommen. Wir grenzen uns nicht voneinander ab, sondern arbeiten miteinander.

Dem traditionellen japanischen Reiki und dem Reiki, das über die USA in die Welt gekommen ist, ist das gemeinsam, was aus den Händen fließt – vorausgesetzt, die Schüler sind ordnungsgemäß eingeweiht. Das ist leider heutzutage nicht mehr so selbstverständlich, weil Interneteinweihungen und das Unterrichten eigener selbst erdachter Einweihungsrituale immer mehr zunehmen.

In der Praxis gibt es jedoch Unterschiede. In den westlichen Schulen ist Reiki oft mit New Age-Konzepten, Techniken, Übungen und Philosophien aus anderen Kulturen vermischt. Diese sind in ihrem Kontext sicherlich gut und hilfreich, haben aber mit Reiki nichts oder nur bedingt zu tun. Bei einer gemeinsamen Tasse Tee erklärte mir die Äbtissin des Kurama-Tempels diese Angelegenheit vor einigen Jahren mit Hilfe folgenden Bildes: „Wir trinken Tee", sagte sie, „möchtest du jetzt aber ein Glas Saft haben, schüttest du es nicht in die Tasse mit dem Tee. Die Tasse muss vorher gereinigt werden, und dann kannst du deinen Saft genießen. Das Wichtigste ist (spirituelle) Reinigung."

Das traditionelle japanische Reiki besticht durch Klarheit, Einfachheit und durch seinen Fokus auf persönliche Transformation und Heilung auf allen Ebenen. In der praktischen Ausübung lernt der Auszubildende, dem Heilprozess des Klienten zuzuschauen und sich von ihm durch die Behandlung oder Behandlungsreihe führen zu lassen. Alles andere geschieht von ganz alleine. Der traditionell ausgebildete Reiki-Behandler nimmt sich während der Behandlung so gut er kann zurück und lässt, ohne sich zu konzentrieren oder irgendetwas zu wollen, der Energie freien Lauf. Reiki und der Körper des Klienten klären den Rest.

Die Rolle des Lehrers

Prinzipiell spielt es keine Rolle, wer der Lehrer ist. Das einzig Wichtige ist, dass er die Lehre verinnerlicht hat. Hat er seine eigene innere Arbeit noch nicht getan, kann er dir nichts beibringen. Usui Sensei nannte Reiki „Shoufuku no hihoo, manbyo no reiyaku" – die geheimnisvolle Kunst das Glück einzuladen, die spirituelle Medizin für alle Krankheiten. Hat die Arbeit im Inneren des Lehrers noch nicht gefruchtet, ist er wirklich noch nicht bereit zu unterrichten. Auch wenn die Lehre überpersönlich ist und die Persönlichkeit eines Lehrers für die Arbeit keine direkte Rolle spielt, ist es trotzdem anzuraten, einen Lehrer zu finden, dem du vertraust und in dessen Obhut du dich mit ganzem Herzen geben kannst.

Die Linie und unsere frühen Lehrer Mikao Usui, Chujiro Hayashi, Hawayo Takata und Chiyoko Yamaguchi sowie die Lehre, die sie verkörpern, sind dein Sicherheitsnetz. Sie geben dir Schutz vor der eigenen Blindheit, der eigenen Dummheit. In der japanischen Kultur ist der aufgestiegene Lehrer derjenige, durch den die Lehre in dein Sein dringt. Lehrer und Lehre sind eins, und durch ihn/sie erfährst auch du diese Einheit.

Respekt

Das Erste, was ein Ausländer in Japan lernt, ist die Grundlage der japanischen Gesellschaft: Respekt. Jeder Schüler nennt seinen Lehrer aus Liebe und Respekt Sensei. Sensei ist ein Titel, der dem Lehrer von seinen Schülern verliehen wird: Er wird sich nicht selbst Sensei nennen oder den Titel auf seine Visitenkarte schreiben. Wörtlich bedeutet das Wort Sensei „der Erstgeborene" oder „der im Leben voranschreitet". Wir können es mit dem Wort Seito vergleichen, das Schüler bedeutet. Der Schüler ist der „Zweitgeborene", derjenige „der im Leben hinterherschreitet".

Wenn wir im Reiki von Hierarchie sprechen, tun wir das mit dem Bewusstsein, dass jeder Mensch sowohl in seiner Menschlichkeit als auch in seiner Göttlichkeit gleichwertig ist.

Die Beziehung vom Schüler zum Lehrer ist nicht gleichwertig. Beide brauchen dieses natürliche Gefälle, damit die Lehre vom Lehrer zum Schüler fließen kann. Der japanische Reiki-Schüler schaut seinem Lehrer aus Respekt nicht in die Augen; er stellt ihm im Unterricht auch keine Fragen, weil er damit indirekt zu verstehen gibt, dass der Lehrer seine Aufgabe nicht perfekt gelöst hat. Nehme ich diese Elemente aus ihrem kulturellen Kontext heraus, ergeben sie selbstverständlich überhaupt keinen Sinn. Respekt muss sich an der Kultur orientieren, in der er angewandt wird. Im Westen leben wir nach unterschiedlichen Verhaltensformen, täten aber gut daran, eine Portion Respekt aus Japan in unser Leben einfließen zu lassen.

Ein guter Reiki-Lehrer verkörpert die Reiki-Lehre und Lehrer wie Lehre werden von den Schülern respektiert. Der Lehre wird dadurch Respekt gezollt, dass sie nicht verändert wird. Dem Lehrer dadurch, dass man dankbar ist.

Was lernt man in einem Reiki-Seminar?

Auf Grund der überwältigenden Bandbreite der in den letzten Jahren entstandenen Reiki-Schulen ist diese Frage schwer zu beantworten. Es gibt im Reiki keine vorgeschriebenen Lehrinhalte. Das ist auf der einen Seite schön und gibt jedem Lehrer die Freiheit, zu unterrichten, was er selbst für wichtig hält. Auf der anderen Seite ist es ein Trauerspiel, denn was heutzutage als Reiki unterrichtet wird, verdient oftmals leider den Namen nicht.

Es wäre schön, wenn die Reiki-Familie sich auf klar definierte Ausbildungskriterien einigen könnte, die international vorgeschrieben sind. Im deutschsprachigen Raum laufen diesbezügliche Bemühungen des Reiki-Berufsverbands ProReiki. Nachdem in einem Kurs alles Vorgeschriebene weitergegeben ist, ist immer noch genug Zeit, der eigenen Leidenschaft zu folgen und Zusätzliches aus anderen Disziplinen zu lehren – wenn das für den oder die Schüler individuell zuträglich sein sollte.

Die meisten Lehrer geben einen Shoden-Kurs an einem Wochenende, andere, wie ich zum Beispiel, brauchen dafür drei ganze Tage.

Das Essenzielle im Shoden/Reiki Eins-Kurs ist:

1 - Drei oder vier Reiju

2 - Die Reiki-Lebensregeln

3 - Reiki-Geschichte (ausführlich in *Das ist Reiki*)

4 - Praktische Anleitung zur Selbstbehandung

5 - Behandlung einer anderen Person, eine Stunde

6 - Gruppenbehandlung, mindestens eine Stunde täglich

7 - Byosen

Okuden wird an einem oder zwei Tagen unterrichtet. Bei mir dauert es zwei ganze Tage.

Das Essenzielle im Okuden/Reiki Zwei-Kurs ist:

1 - Ein oder zwei Reiju

2 - Erklärung der Reiki-Symbole, ihre Herkunft und Arbeitsweise

2 - Sei Heki Chiryo (Behandlung von ungewollten Gewohnheiten) mit praktischer Partnerübung

3 - Enkaku Chiryo (Fernbehandlung) mit praktischer Partnerübung

4 - Gruppenbehandlung, mindestens eine Stunde täglich

Eine Lehrerausbildung dauert bei manchem Lehrer vielleicht nur einen Tag, im Jikiden Reiki dauert sie mindestens ein Jahr und bestimmte Voraussetzungen müssen erfüllt werden, bevor ein potenzieller Lehrer die Lehrerlaubnis bekommt.

Das Essenzielle im Shihan Kaku/Shihan Reiki-Lehrer-Kurs ist:

1 - Mehrere Reiju

2 - Lernen des Reiju-Rituals und gemeinsame Übung

3 - Nochmaliges Durchgehen des Lehrplans

4 - Anschließendes Hospitieren bei einem erfahrenen Lehrer

Verantwortung – als Empfänger, Behandler, Schüler, Lehrer

Die Reiki-Praxis hilft uns dabei, unser Leben und unsere Gesundheit sowie unseren inneren Wachstumsprozess in die eigenen Hände zu nehmen.

Die Verantwortung des Reiki-Empfängers

Die Verantwortung des Reiki-Empfängers ist es, dass er die Wahl für seine Behandlungsform trifft. Egal, ob er sich für Schulmedizin, Chemotherapie, Chinesische Medizin, Akupunktur, Ayurveda oder eine Mischung aus mehreren oder allen Behandlungsarten entscheidet, wird er unterstützend mit Reiki behandelt. Eine schwere Erkrankung erfordert tägliche Behandlungen über einen manchmal längeren Zeitraum. Das Mindestmaß ist oft, aber nicht unbedingt, ein Monat. Wenn dies dann im Einklang mit dem behandelnden Mediziner ist, muss der Klient sich diese Zeit für seine Heilung nehmen. Er wird genötigt, sein Leben anzugleichen oder zu ändern, aber das bleibt ganz allein ihm selbst überlassen. Der Behandler unterstützt ihn so gut wie möglich dabei, ohne ihm Vorschriften zu machen.

Die Verantwortung des Reiki-Behandlers

Die Verantwortung eines Reiki-Behandlers ist, dass er ein offenes Herz hat. Er hat weder Angst noch Bewertung in Bezug auf Krankheit und lässt sich während der Behandlung / Behandlungsreihe vom Körper des Klienten leiten. Er ist sich dessen bewusst, dass nicht er, sondern der Körper sich selbst heilt. Er oder sie hat genug Zeit und Standhaftigkeit, einen ernsthaft erkrankten Menschen täglich über einen längeren Zeitpunkt zu behandeln, oder aber er arbeitet mit anderen zusammen.

Eine gute Möglichkeit, einen ernsthaft erkrankten Klienten zu behandeln, ist, eine Support-Gruppe zu gründen, die sich die Arbeit tageweise teilt. Facebook und andere Social Media haben hier eine wunderbare Berechtigung. Oftmals ist es angesagt, mit dem Klienten über alles in der Welt zu sprechen, aber Konversationen über die Krankheit zu unterlassen. Der Kranke spricht vielfach mit jedem nur über ein einziges Thema, und das macht die Krankheit noch schlimmer. Stattdessen gibt der Behandler dem Klienten Mut, verspricht aber nichts.

Wirst du gefragt, ob Reiki jemandem hilft, kannst du das mit gutem Gewissen bejahen. Wie es sich auf den physischen Körper auswirkt, wissen wir vor dem Behandlungsbeginn nicht. Nach etwa einem Monat der Behandlung sieht man dann aber, wo es hingeht. Der Behandler gibt dem Klienten heilende Bilder mit auf dem Weg. Das Unterbewusstsein arbeitet und heilt mit positiven Bildern. Auch ist es hilfreich, dem Klienten dabei zu helfen, Zukunftsprojekte zu schaffen, die seiner körperlichen Situation angemessen sind. Ein Kranker, der noch etwas im Leben vorhat, lebt erfahrungsgemäß länger als jemand, der schon mit dem Leben abgeschlossen hat. Hat er allerdings abgeschlossen, wird auch das vom Behandelnden akzeptiert. Der Reiki-Behandler arbeitet aus Liebe und mit Hingabe, egal wen oder was er behandelt. Im Endeffekt ist es die Liebe, die den Unterschied macht.

Die Verantwortung des Reiki-Schülers

Die Verantwortung eines Reiki-Schülers ist, dass er lernt, mit sich selbst und mit Reiki angemessen umzugehen. Hayashi Sensei beschreibt in einem Artikel der Hawaii Hochi-Zeitung, dass Reiki in erster Linie Persönlichkeitsarbeit beinhaltet. Er führt aus, dass Usui Sensei als erleuchteter Meister angesehen wurde und er, Hayashi, am makellosen Beispiel seines Lehrers gelernt habe.

Chiyoko Sensei erklärte immer wieder, dass die gesündeste Art, Reiki zu lernen, ein Lern- und Wachstumsprozess vom Kranken zum geheilten, heilen Menschen sei. „Zuerst geht es dir nicht gut, und du findest jemanden, der dich mit Reiki behandelt. Im Zuge der Behandlungsreihe geht es dir immer besser, bis du irgendwann wieder fit bist. Dann möchtest du selbst Reiki lernen. Jemand, der durch diesen Prozess gegangen ist, wird sein Leben lang mit Freude und Demut Reiki ausüben, um jetzt anderen zu helfen."

Nun ist der erste Schritt getan und der Körper ist im Einklang. Es beginnt die innere Arbeit, und sobald die getan ist, entsteht vielleicht der Wunsch, jetzt andere in Reiki einweihen zu können. So beginnt die Lehrerausbildung und mit diesem Schritt ändert sich die Verantwortung des bisherigen Schülers. Er ist nun verantwortlich für seine Schüler, und letzten Endes für deren Schüler. Das heißt allerdings nicht, dass er eine Vater- oder Guru-Rolle übernimmt.

Die Verantwortung des Reiki-Lehrers

Reiki-Lehrer zu sein oder zu werden ist nicht jedermanns Aufgabe. Der spirituelle Weg führt durch dorniges Gestrüpp, über scheinbar unüberwindbare Pässe, durch öde Sandwüsten, lange Durststrecken, Frustration und Schmerz. Stell dir vor, du müsstest die Stromleitungen in deinem Haus neu verlegen. Zuerst muss herausgefunden werden, wo die alten Leitungen verlaufen, und dann müssen sie in mühsamer Kleinarbeit aus der Wand gerissen werden. Der Putz muss runter, und das tut weh. Später, wenn die neuen Leitungen einmal verlegt sind, muss man sich erst an die neue Arbeitsweise gewöhnen.

In erster Linie bedeutet das Lehrersein, dass der Lehrer die Lebensregeln lebt und die Reiki-Lehre so gut er kann im täglichen Leben verkörpert. Das wiederum hat zur Folge, dass er sein Leben und seine Verhaltensweise eventuell von Grund auf ändern muss, falls die innere Arbeit vorher noch nicht geleistet worden ist. Diese Aufgabe verlangt seine gebündelte Energie, der er sich mit Herz und Verstand 24 Stunden am Tag hingeben muss. Ist er dazu nicht bereit oder in der Lage, sucht er sich besser eine andere Arbeit.

Im Klartext heißt das, dass der Lehrer Abstand von seinem kleinen Ich nimmt und sämtliche unethischen Handlungen aus seinem Leben verbannt. Das heißt, dass er erbarmungslos ehrlich mit sich selbst und anderen gegenüber ist. Das ist ein Lernprozess, der uns wohl das ganze Leben lang beschäftigt hält. Anfangs fällt man leichter in die alten Muster zurück, aber mit der Zeit setzt sich im Nährboden der erfrischenden Einfachheit, liebevoll, rücksichtsvoll und mitfühlend zu sein, das Neue durch.

Der Lehrer beantwortet alle Fragen, so gut er kann, und steht im Falle eines Falles auch zu seinem Nichtwissen. Er heuchelt und lügt nicht, und täuscht auch nichts vor. Er verlangt nichts von dir, wozu er selbst nicht bereit ist. Er projiziert nichts in seine Schüler oder in sich selbst und sieht das Leben in all seinen Facetten mit Humor und Abstand. Er bringt dich (und sich selbst) zum Lachen oder auch zum Weinen. Eventuelle Rückschlage sind willkommene Weggefährten, die dem Lehrer die Energie geben, weiter an sich zu arbeiten. Der Weg ist das Ziel.

Er inspiriert dich durch seine Authentizität und gibt dir den Mut, in jeder Lebenslage du selbst zu sein. Er bringt dich behutsam an deine Grenzen und über sie hinaus. Er hilft dir, Selbstverantwortung zu lernen, indem er dir immer wieder den Spiegel vorhält und dich auf dich selbst zurückwirft. Dadurch stärkt er dich, deine Masken herunterzunehmen und dich in dein eigenes Licht zu stellen. Er manipuliert dich weder körperlich, geistig, emotional, sexuell oder spirituell und zeigt dir, wie du alle deine Gedanken, Gefühle und Taten durch die Weisheit des eigenen Herzens filterst. Er ist weder dein Vater, deine Mutter noch dein Gott oder Guru und weiß, dass alle Altlasten immer nur dort beglichen werden können, wo sie herkommen und hingehören. Er stellt sich niemals über dich und nutzt weder Situationen noch andere Menschen aus, um sich dadurch eine Überlegenheit zu sichern. Er gibt immer, so gut er kann, alles.

Er ist absolut integer und kompromittiert seine eigene Wahrheit nie, besonders, wenn es ihm einen Vorteil verschaffen könnte. Er tut nichts, was unethisch, unmoralisch und egoistisch ist, und wenn er etwas getan hat, was ihm später leid tut, gesteht er das auch ein. Er erhält sich eine klare Innenschau und lässt auch die Zweifel zu, die ihn natürlicherweise hier und dort plagen, und untersucht sie so tiefgehend wie möglich. Er ist menschlich und steht zu seinen menschlichen Schwächen. Kommt er mal mit sich selbst nicht zurecht oder ist verwirrt, bittet er einen anderen erfahrenen Menschen um Rat und Hilfe.

Auch der Reiki-Lehrer wird an seine Grenzen geführt, und es gibt Momente, in denen er am liebsten das Handtuch werfen würde. Vielleicht ist Weltschmerz der beste Ausdruck für dieses Gefühl. Aber dann hält er es mit dem Begründer des Zen-Buddhismus, Bodhidharma, der sagt: „Achtmal hinfallen, neunmal aufstehen."

Der Lehrer übernimmt die Verantwortung für seine Schüler, deren Schüler und die Lehre. Das heißt nicht, dass er immer Ja und Amen zu allem sagt, und verlangt gegebenenfalls auch nach einem klaren Nein.

Hat der Lehrer einen Konflikt mit einem Schüler oder andersherum, ist es immer hilfreich, eventuelle Konfliktpunkte so schnell wie möglich zu besprechen, bevor sich böses Blut bildet. Kommen Lehrer und Schüler aus unterschiedlichen Kulturkreisen und einer von beiden handelt scheinbar irrational oder unhöflich, ist das Problem vielmals ein kultureller Unterschied.

Lernt der Schüler nicht, ist es die Aufgabe des Lehrers, seine Methode zu verändern.

Alles in Allem nimmt der Lehrer dem Schüler, was ihm nicht gehört, und gibt ihm, was schon immer seins war, zurück: Du bist Reiki.

Möglichst täglich Reiki-Behandlungen zu geben, ist nicht nur für einen Schüler, sondern auch für einen Reiki-Lehrer angesagt. Chiyoko Sensei fragte diejenigen, die zu ihr kamen und schon in anderen Linien eingeweiht worden waren, ob sie Behandlungen gäben. Erklärten sie, dass sie als Lehrer zu beschäftigt seien, um Behandlungen geben zu können, fragte sie ganz direkt heraus: „Wenn du keine Erfahrung im Behandeln hast, was in aller Welt unterrichtest du dann?" Jeder Byosen hat eine persönliche Handschrift, und in jeder Behandlung lernt der Lehrer wieder etwas Neues, das er dann später an seine Schüler weitergeben kann.

念

Nen – *Absicht, Bewusstsein*

SCHLUSSWORT

Die spirituelle Botschaft im Reiki ist Usui Senseis Einladung an jeden Reiki-Praktizierenden, endlich nach Hause zu kommen. Diese Botschaft ist in jeder spirituellen Schule dieselbe: Wir haben uns verirrt, sind abgeschnitten von dem, was uns hält, und wollen nun endlich wieder zu unserem natürlichen Seinszustand zurückkehren. Aber die Sache ist gar nicht so verzweifelt, wie es sich anhört: Du musst dich erst einmal verlaufen haben, um wieder nach Hause kommen zu können.

Im Zeitalter der Informationsflut haben wir uns im Wirrwarr der scheinbar lebenswichtigen Daten selbst verloren. Mach dein Leben daher nicht zu eingespannt: Nimm dir Zeit für dich selbst, für deine Familie – besonders während die Kinder noch klein sind – und kultiviere deine Liebe und deren Behälter: dein Herz.

Denk immer daran: Du bist Reiki. Deine Hände, dein Herz und dein Verstand, deine Erfolge sowie die Anforderungen, denen du noch nicht gerecht geworden bist. Vertrau dir, vertrau dem Leben in dem Wissen, dass dich, was auch immer du gerade tust, etwas Größeres in den Armen hält, wie eine Mutter ihr Kind. Du und dein Leben, ihr seid eins und es ist alles genau so, wie es sein soll.

Der Autor

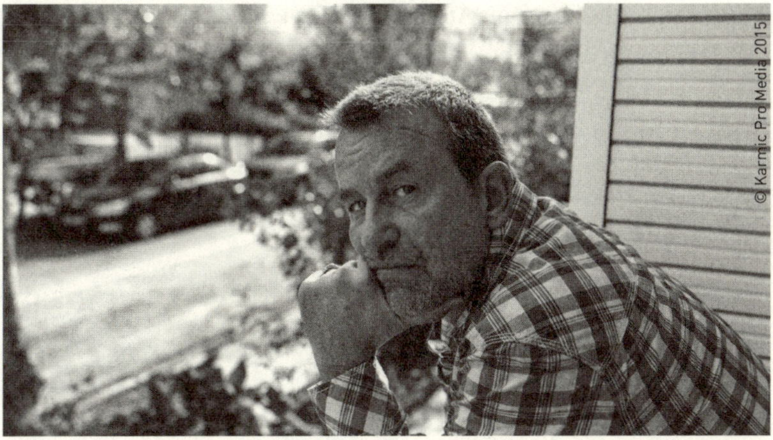

Frank Arjava Petter erfährt als renommierter Reiki-Lehrer und Pionier der Wiederbelebung des ursprünglichen japanischen Reiki weltweit Anerkennung. Er verfügt über profunde Kenntnisse der Sprache und Kultur Japans. Vor allem aber schöpft er aus seiner großen Erfahrung in der Praxis und Lehre von Reiki – gespeist von unermüdlichem Forschergeist sowie einer enormen Hingabe an die Möglichkeiten von Reiki.

Weitere Informationen

Mit einer QR-Reader-App auf deinem Smartphone kannst du die folgenden Audiofiles zum Anhören herunterladen.

Viel Freude damit!

Gokai (7 Min.)
Reiki-Lebensregeln auf Japanisch
www.windpferd.de/einsmitreiki/gokai.mp3
Mehr dazu auf S. 92

Joshin Kokyu Ho (7 Min.)
Atemübung
www.windpferd.de/einsmitreiki/joshin-kokyu-ho.mp3
Mehr dazu auf S. 69

Körper-Kopf-Herz (15 Min.)
Ich-Identifikationen lösen
www.windpferd.de/einsmitreiki/koerper-kopf-herz.mp3
Mehr dazu auf S. 66

Tonglen (5 Min.)
Übung für Liebe und Mitgefühl
www.windpferd.de/einsmitreiki/tonglen.mp3
Mehr dazu auf S. 74

Buddha-Natur-Meditation (6,5 Min.)
Das größte Problem loslassen
www.windpferd.de/einsmitreiki/buddha-natur-meditation.mp3
Mehr dazu auf S. 26

Nachwort(1 Min.)
www.windpferd.de/einsmitreiki/nachwort.mp3

Alle Anleitungen sind über die genannten Links auch im Netz frei verfügbar.

Literaturempfehlungen

Dürckheim, Karlfried Graf: *Hara, die energetische Mitte des Menschen.* Barth, München 2012

Emoto, Masaru: *Die Botschaft des Wassers.* Aus dem Englischen von Urs Thoenen. KOHA, Burgrain 2008

Petter, Frank Arjava: *Das ist Reiki.* Windpferd, Aitrang 2009

Sawaki, Kodo: *Zen ist die größte Lüge aller Zeiten.* Aus dem Japanischen von Muho Nölke. Angkor, Frankfurt/Main 2005

Suzuki, Shunryu: *Zen-Geist Anfänger-Geist.* Aus dem Amerikanischen von Silvius Dornier und Pirmin Ragg, Neubearbeitung von Susanne Schaup. Herder, Freiburg/Breisgau 2009

Suzuki, Shunryu: *Seid wie reine Seide und scharfer Stahl.* Aus dem Amerikanischen von Stephan Schuhmacher. Lotos, München 2003

Usui, Mikao und Petter, Frank Arjava (Hrsg.): *Original Reiki-Handbuch des Dr. Mikao Usui.* Windpferd, Aitrang 1999

Yamaguchi, Tadao: *Jikiden Reiki.* Aus dem Englischen von Silke Kleemann. Windpferd, Aitrang 2006

Yamaguchi, Tadao und Petter, Frank Arjava: *Das Original Reiki-Handbuch des Dr. Chujiro Hayashi.* Windpferd, Aitrang 2003